W0237952

Dr. med. Hans-Rudolf Weiß

Ich habe Skoliose

Ein Ratgeber für Betroffene, Angehörige und Therapeuten

4. überarbeitete Auflage

Pflaum

Anschrift des Autors:
Dr. med. Hans-Rudolf Weiß
ASKLEPIOS Katharina-Schroth-Klinik
Korczakstr. 2
55566 Bad Sobernheim

Impressum

Bitte beachten Sie: Die medizinische Entwicklung schreitet permanent fort. Neue Erkenntnisse, was Medikation und Behandlung angeht, sind die Folge. Autoren und Verlag haben größte Mühe walten lassen, um alle Angaben dem Wissensstand zum Zeitpunkt der Veröffentlichung anzupassen. Dennoch ist der Leser aufgefordert, Dosierungen und Kontraindikationen aller verwendeten Präparate und medizinischen Behandlungsverfahren anhand etwaiger Beipackzettel und Bedienungsanleitungen eigenverantwortlich zu prüfen, um eventuelle Abweichungen festzustellen.

Bibliografische Information Der Deutschen Bibliothek
Die Deutsche Bibliothek verzeichnet diese Publikation in der Deutschen Nationalbibliografie; detaillierte bibliografische Daten sind im Internet über http://dnb.ddb.de abrufbar.

ISBN 3-7905-0906-X

© Copyright 2004 by Richard Pflaum Verlag GmbH & Co. KG
München • Bad Kissingen • Berlin • Düsseldorf • Heidelberg

Alle Rechte, insbesondere die der Übersetzung, des Nachdrucks, der Entnahme von Abbildungen, der Funksendung, der Wiedergabe auf fotomechanischem oder ähnlichem Wege und der Speicherung in Datenverarbeitungsanlagen, bleiben, auch bei nur auszugsweiser Verwertung, vorbehalten.
Die Wiedergabe von Gebrauchsnamen, Handelsnamen, Warenbezeichnungen usw. in diesem Werk berechtigt auch ohne besondere Kennzeichnung nicht zu der Annahme, dass solche Namen im Sinne der Warenzeichen- und Markenschutzgesetzgebung als frei zu betrachten wären und daher von jedermann benutzt werden dürften. Wir übernehmen auch keine Gewähr, dass die in diesem Buch enthaltenen Angaben frei von Patentrechten sind; durch diese Veröffentlichung wird weder stillschweigend noch sonst wie eine Lizenz auf etwa bestehende Patente gewährt.

Satz: Elisabeth Schimmer, Ergoldsbach
Druck und Bindung: LegoPrint, Trento

Informationen über unser aktuelles Buchprogramm finden Sie im Internet unter: http://www.pflaum.de

Inhalt

Geleitwort

Der Bundesverband Skoliose-Selbshilfe e.V. ist ständig bemüht, Anfragen über die bestmögliche Versorgung von Skoliosepatienten zu beantworten und Entscheidungshilfen zu geben.
Er hält es für besonders wichtig, den betroffenen Patienten Informationen über ihre Krankheit und deren Behandlungsmöglichkeiten zu geben, um so die anstehenden Entscheidungen über die erforderlichen Behandlungsmaßmahmen zu erleichtern. Genauso wichtig wie das Vertrauen zwischen dem beratenden Arzt und den Patienten ist eine umfassende und anschauliche Information, ja sie ist geradezu Voraussetzung für die Beurteilung von Handlungs- und Behandlungsspielräumen.
Alle, die mit der Behandlung der Skoliose zu tun haben, kennen die Fülle der Fragen, die sich in diesem Zusammenhang stellen. Besonders die jüngeren Patienten und deren Eltern, aber auch die älteren Patienten finden hier einen Ratgeber, der alle wichtigen Informationen in Bezug auf die Skoliose anschaulich erläutert.
Er gibt einen sehr guten Überblick über die verschiedenen Formen der Skoliose, die unterschiedlichen Behandlungsmöglichkeiten und schildert darüber hinaus auch die persönlichen Erfahrungen betroffener Patienten.
Wir begrüßen das vorliegende Werk und hoffen, dass es insbesondere Eltern, die für und mit ihren Kindern oder Heranwachsenden Entscheidungen suchen, ein guter Begleiter sein wird.

Dagmar Jürgensen
Vorsitzende des Bundesverbandes Skoliose-Selbsthilfe e. V.

Vorwort zur 4. Auflage

Wiederum auf dem aktuellsten Stand darf sich die 4. Auflage meines Skolioseratgebers präsentieren. Nachdem in der letzten Auflage die neuesten Operationsmethoden in Wort und Bild dargestellt worden sind, ist es diesmal eine Neuerung auf dem Gebiet der Korsettversorgung, welche revolutionär erscheint. Diese neue Form der Korsettversorgung ist nicht nur komfortabler zu tragen als die meisten bisher geläufigen Korsettkonzeptionen, sie ermöglicht neben der gipsfreien Anpassung auch schnelle dreidimensionale Korrektureffekte, die von anderen Versorgungskonzepten bislang nicht erreicht werden.

Ansonsten sind im Buch nur kleine Änderungen notwendig geworden, welche vom Verlag schnell und unkompliziert umgesetzt wurden.

Nicht zuletzt danke ich den selbst von der Skoliose Betroffenen für das Vertrauen in diesen Ratgeber, das mir eine erneute Aktualisierung und Erweiterung im Rahmen einer Neuauflage möglich gemacht hat.

Herbst 2003 Dr. med. Hans-Rudolf Weiß

Gewidmet allen meinen tapferen
Skoliose-Patienten und -Patientinnen

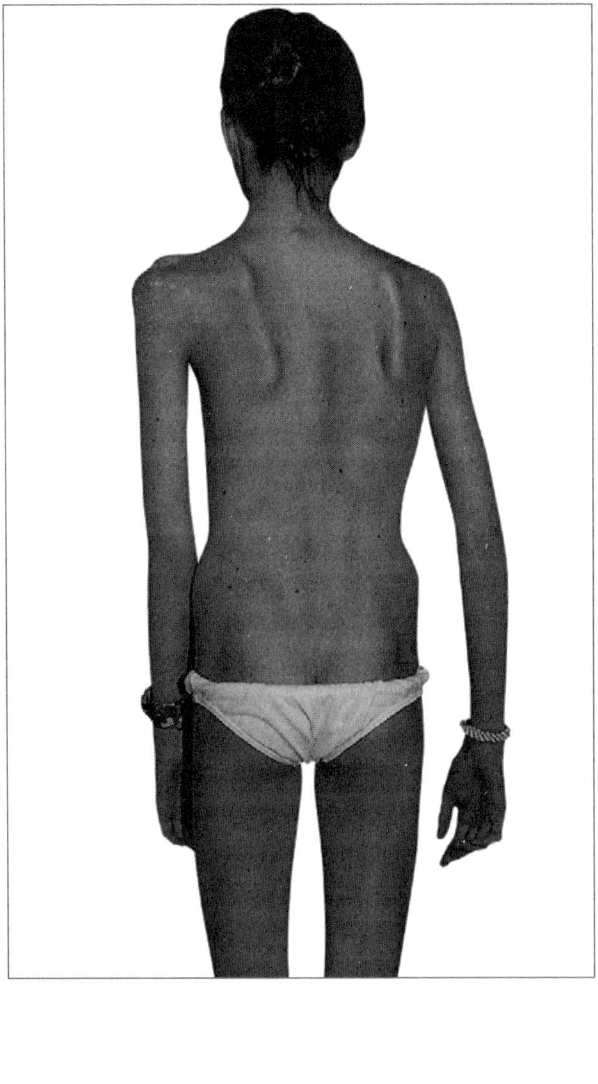

1 Einleitung

Wie nehmen Kinder, Jugendliche und Eltern von Betroffenen die Diagnose „Skoliose“ auf?
Einige nehmen die Diagnose zur Kenntnis und gehen zur Tagesordnung über, ohne sich größere Gedanken über die Konsequenzen dieser Diagnose zu machen. Andere wiederum trifft die Diagnose so hart wie ein Todesurteil. Verzweiflung und tief gehende Depressionen sind oft die Folge.
Dabei ist die Skoliose an sich nichts Schlimmes. Aus medizinischer Sicht betrachtet, handelt es sich lediglich um eine Wachstumsstörung bei einem ansonsten in der Regel gesunden und leistungsfähigen Kind bzw. Jugendlichen.
Was aber die Skoliose offenbar so schlimm macht für die einen und was die anderen diese Diagnose verdrängen lässt, sind die vielfältigen, unterschiedlichen und zum Teil dramatisierenden Informationen, welche mit der Diagnose verknüpft werden.
Es wird gesagt: „Wenn die Skoliose nicht behandelt wird, musst du später im Rollstuhl sitzen.“ Oder „Wenn die Krümmung nicht entsprechend behandelt wird, kriegst du garantiert Rückenschmerzen.“ Weitere Aussagen sind z.B.: „Im Erwachsenenalter wird die Krümmung immer schlimmer und bricht am Ende gar zusammen“, oder auch „Bei so einer Verbiegung im Brustkorbbereich drückt die Krümmung auf das Herz, und du musst früher sterben.“
Solcherlei Vorstellungen würden jeden von uns zutiefst betrüben. Sie sind leider nicht auszumerzen, auch wenn wir im wissenschaftlichen Bereich wissen, dass sie in der Regel nicht zutreffen. In meiner Position als Leitender Arzt einer speziali-

sierten Rehabilitationsklinik werde ich immer wieder mit diesen Aussagen konfrontiert. Um den Blick auf das Wesentliche, nämlich auf die Behandlungsstrategien bei Skoliose und auf die Erfolgsaussichten dieser Maßnahmen zu schärfen, habe ich mich entschlossen, diesen Ratgeber zu schreiben.

Aus ärztlicher Sicht ist die Skoliose an sich nicht als dramatisch zu bewerten. Die erfolgreichen Behandlungsstrategien sind jedoch sehr aufwändig und können in bestimmten Lebensabschnitten die Lebensqualität beeinträchtigen.

Wer möchte schon jeden Tag Krankengymnastik machen, wer möchte über mehrere Jahre täglich 23 Stunden ein Korsett tragen, wer möchte sich gar einer wirbelsäulenkorrigierenden, aber auch versteifenden Operation unterziehen?

Sicherlich sind nur durch eine tiefer gehende Aufklärung aufwändige Behandlungsmaßnahmen erfolgreich durchzuführen, welche vielfach auch als störend angesehen werden.

Ist es nicht für die Betroffenen bitter, dass eine Korsettversorgung ausgerechnet in einer Zeit sehr Erfolg versprechend ist, in welcher das Sexualleben unserer jungen PatientInnen erwacht? „Jetzt finde ich einen Jungen so süß und muss ein Korsett tragen, ist das nicht eine Behinderung?" In der Tat, dies kann eine soziale Behinderung sein, eine Beeinträchtigung in der Beziehungsfindung. Die wenigsten Skoliosen führen zu schwer wiegenden körperlichen Beeinträchtigungen, aber die soziale Behinderung dürfte gerade in einer für Jugendliche wichtigen Zeit schwer wiegen.

Einen weiteren Punkt sollte dieses Büchlein ebenfalls beleuchten: Nicht jede Behandlungsmethode ist für jeden richtig. Es gibt PatientInnen, welche das Korsett ablehnen. Wenn diese Ablehnung trotz ausführlicher Aufklärung durch den sachverständigen Orthopäden weiterhin besteht, halte ich es für ausgeschlossen, dass eine Korsettversorgung erfolgreich abgeschlossen werden kann.

Auch eine Operation ist nicht für alle das Richtige. Wenn die Ängste vor einer unumgänglichen Operation auch durch ausführliche Aufklärung durch den Operateur nicht abgebaut werden können, ist eine solche Operation wohl zunächst nicht der richtige Weg.

Es kann auch sein, dass einzelnen Patienten weder Korsett noch Operation noch intensive Krankengymnastik durchführbar erscheint. In diesen Fällen ist die Führung und Begleitung der Betroffenen sehr problematisch. Vielleicht muss man das als Arzt aushalten können und sehen, wie die Skoliose spontan verläuft.

Der Skoliosespezialist sollte Wegbegleiter sein und seinen PatientInnen Angebote unterbreiten. Auch wenn der Arzt noch so überzeugt ist von bestimmten angebotenen Behandlungsmethoden, so bewirkt doch das Bedrängen der PatientInnen oftmals geradezu das Gegenteil. Es kann eher dazu führen, dass PatientInnen Behandlungsmaßnahmen nicht akzeptieren können. Dementsprechend sehe ich es als meine Aufgabe an, zu beraten und zu erklären. Bevor PatientInnen eine Entscheidung fällen können, müssen sie über alle Gesichtspunkte aufgeklärt sein und die möglichen Folgen ihrer Enscheidung erkennen können. Nur dann können sie den für sie richtigen Weg wählen, die Spur zu einer erfolgreichen Behandlung aufnehmen und konsequent verfolgen.

Von einigen Kollegen höre ich immer wieder die Aussage: „Der Skoliosearzt muss ein strenger Arzt sein!“

Dieser Meinung bin ich nicht. Wenn ich als Arzt streng zu meinen PatientInnen bin, kann sich dies negativ auf das Vertrauensverhältnis auswirken. Diese Einstellung führt nur dazu, dass mir meine PatientInnen nicht mehr sagen, dass sie das Korsett eigentlich nicht tragen. Nur durch ein freundliches und offenes Verhältnis in der Arzt-Patienten-Beziehung kann frühzeitig erkannt werden, wann Behandlungshemmnisse eintreten. Und wenn mir als behandelndem Arzt das Wachstum „davonläuft“, muss ich eben auch frühzeitig mit meinen PatientInnen die möglichen Konsequenzen einer zu geringen Korsetttragezeit erörtern können. Ich sehe noch das Diapositiv eines Kollegen vor mir, der bei seinem Vortrag über die Korsettbehandlung der Skoliose ein Mädchen im Badeanzug am Strand unter dem Sonnenschirm mit Korsett zeigte und sagte, das Korsett sei in jedem Fall und unter allen Umständen 23 Stunden am Tag zu tragen.

Mir erscheint dies höchst problematisch. Natürlich muss großer Wert darauf gelegt werden, dass Korsette im Hauptwachstumsschub 23 Stunden täglich getragen werden, weil sie sonst nicht wirksam sind. Wenn dies wirklich gelingt, dann sind zur Belohnung auch einmal Ausnahmen möglich. Ist es denn wirklich ein großes Problem, wenn zur Disco samstagabends das Korsett einmal vier bis fünf Stunden nicht getragen wird? Ist es wirklich ein großes Problem, wenn während der Sommerferien für 14 Tage das Korsett fünf Stunden am Tag nicht getragen wird, wenn aber sonst über das Jahr verteilt die Tragezeit von 23 Stunden eingehalten wird? Ist es wirklich ein so großes Problem, wenn während einer Woche Skiferien das Korsett halbtags nicht getragen wird?

Ich glaube nein. Die Motivation der PatientInnen für eine solch aufwändige Behandlung wie die Korsettversorgung und auch für dauerhafte Krankengymnastik ist viel eher zu erreichen, wenn Lebensfreude auch einmal ohne Korsett gelebt werden darf.

Es ist darauf hinzuweisen, dass eine Halbtagestragezeit in der Regel nicht ausreicht. Wenn aber z.B. das Korsett an 300 Tagen im Jahr konsequent getragen wird und ab und zu vier Stunden Tragezeit fehlen, wird der Verlauf nicht wesentlich ungünstiger sein.

Im Gegenteil, durch die Perspektive, im Ausnahmefall auch einmal das Korsett ablegen zu dürfen, wird die Lebensfreude der PatientInnen derart angesprochen, dass möglicherweise gar über psychologisch stärkende Effekte eine Haltungsaufrichtung denkbar ist.

Das selbstverantwortliche Durchführen der Behandlung ist am erfolgversprechendsten. Wenn Eltern ihrem Kind täglich sagen müssen: „Du musst noch deine Übungen machen!“ oder „Jetzt hast du dein Korsett schon wieder acht Stunden nicht angehabt!“ wird die Behandlung weniger erfolgreich sein. Wenn der Pubertätskonflikt und der Machtkampf innerhalb der Familie sich auf die Skoliosebehandlung übertragen, wird diese nicht von Erfolg gekrönt sein. Aus diesem Grunde muss auch dieses Thema zusammen mit Eltern und Kind angesprochen werden. Die Fragen sind „Wieviel Unterstützung braucht mein Kind?“ oder „Vertraue ich darauf, dass mein Kind seine Aufgabe selbstständig bewältigen kann?“

Wenn durch Bejahung der letztgenannten Frage Eltern ihrem Kind signalisieren, dass sie ihm vertrauen, wird dieses Vertrauen eher durch einen Behandlungserfolg belohnt werden.

Wenn wir nun wieder zum Ausgangspunkt meiner Einleitung zurückkehren, so sind weder Verdrängen noch Dramatisieren der Skoliose der richtige Weg. Ich darf als Betroffene oder als Betroffener traurig und wütend sein, ich darf weinen, ich darf allen gegenüber meine Gefühle äußern. Ich darf meiner Umwelt gegenüber ausdrücken, dass es mir wehtut, dass ich eine Skoliose habe, dass ich Angst davor habe, mich einer aufwändigen Behandlungsmaßnahme zu unterziehen. Nachdem sich diese anfänglichen Gefühle gelegt haben, sollte jedoch der zweite Teil der Patientenarbeit erfolgen, nämlich die Skoliosebewältigung. In dem Maße, in dem ich die Skoliose als „meine Skoliose“ akzeptiere und in dem ich

mich selbst für eine Erfolg versprechende Behandlung entscheide, in diesem Maße werde ich auch erfolgreich sein und gestärkt die Behandlung überstehen, weil ich sie selbstverantwortlich durchgeführt habe.
Die Wege und Bewältigungsverfahren meiner PatientInnen sind recht unterschiedlich. Und deshalb sollen im Folgenden verschiedene Erlebensweisen meiner PatientInnen originalgetreu wiedergegeben werden.

2 Patientengeschichten

Die folgenden Patientengeschichten sind wortgetreu übernommen. Änderungen sind nur an Stellen vorgenommen worden, die Behandlungsorte beschreiben. Insgesamt geben diese Geschichten sehr gut wieder, was Menschen mit Skoliosen empfinden. Jugendliche beschreiben, wie sie eine Korsettversorgung erfahren haben. Erwachsene schildern, wie durch die intensiven krankengymnastischen Maßnahmen einer Rehabilitation die Leistungsfähigkeit erhalten geblieben ist. Es wird auch beschrieben, dass eine Operation bei vorhandener positiver Einstellung unkompliziert erlebt werden kann. Aus den recht unterschiedlichen Schilderungen werden jedoch zwei Dinge deutlich:
Die Wege der einzelnen PatientInnen sind sehr unterschiedlich und das Zusammensein mit gleichartig Betroffenen z.B. in der stationären Rehabilitation wird als ungemein stärkend und entlastend empfunden.

Skoliose-Geschichte Nr. 1

(K.E., 20 Jahre)

Alles begann damit, dass ich auf der Judomatte lag und abschlagen musste, sprich: Ich hatte nach einem Wurf verloren, der mir das Schlüsselbein brach. So ging ich dann, es begab sich zu Weihnachten, mit meinem Vater zum Orthopäden, der auch gleich meine Skoliose sah. Damals war ich zehn Jahre alt und mir wurde gesagt, ich solle im Abstand von einem Jahr immer wieder zur Kontrolle kommen. Meine Eltern, damals noch ganz skolioseunerfahren, ließen es

bei krankengymnastischen Behandlungen bis zur nächsten Kontrolluntersuchung bewenden.
Dann stand ich mit dreizehn Jahren wieder vor demselben Arzt und wollte es zunächst nicht recht hören: Die Skoliose – was immer das auch war – hatte sich verschlechtert bzw. die Krümmungsbögen hatten zugenommen. Zuvor hatte ich zufällig in einem Jugendmagazin von einem Mädchen gelesen, das ein Korsett trug. Sie kam recht gut mit ihrem Korsett zurecht, und ich hatte es als absolute „Non-plus-ultra-Lösung" für verkrümmte Wirbelsäulen verstanden. Also schlug ich meinem Arzt vor, mir ein Korsett zu verschreiben, denn was wollte ich alles tun, um wieder „gerade" zu werden. Der Arzt hielt das auch für eine gute „Lösung" und damit begann dann die Odyssee meiner Skoliosekarriere. Meine Eltern fingen nun an, sich über Behandlungsmöglichkeiten zu informieren, und es war alles Neuland, auch für mich.
An dieser Stelle eine kleine Anmerkung: In diesem Jahr wurde ein Verein, „SKOLIOSE-AKTIV e.V." gegründet, der mit vielen skolioseerfahrenen, hauptsächlich auch „SCHROTHerfahrenen" Mitgliedern unter anderem auch ein Informations-Netzwerk für eben solche Leute bieten möchte, die sich nicht in der Welt der Wirbelsäulenverkrümmungen auskennen.
Nun gut, mein erstes Korsett bekam ich leider aus einer Universitätsklinik. Es war ein Stützkorsett ohne Korrekturen, und seine einzige Funktion war, mich zu schikanieren. Vom Eingipsen auf dem Strecktisch bis zum späteren Tragen war es ein Graus. Es war leider auch in kosmetischer Hinsicht schlecht verarbeitet: Bückte ich mich, stand hinten ein ganzes Ende ab, wie auch über den Schultern, was wirklich unnötig war, wie ich später erfahren sollte. So ging ich mit 13 Jahren in den „Sommer meines Lebens". Mit dem Korsett, das ich im Sommer bekam, fühlte ich mich wie in einer Mikrowelle (die Luftlöcher fehlten natürlich auch) oder wie „Miss Schrank". Die Anschulung, dreitägig in der Klinik, sah so aus, dass ich im Bett lag und ab und zu mit meinem neuen Korsett in die Werkstatt ging. Einmal hat mir jemand gezeigt, wie man das Teil zumachen soll, und das war es dann auch schon. Niemand hat mir eine bestimmte Krankengymnastik empfohlen oder überhaupt nahe gelegt, meine Muskeln mit Sport oder „KG" zu trainieren. Zu der Zeit hätte es mir wirklich gut getan, jemanden mit „Korsetterfahrung" zu kennen, aber das sollte ja bald in XX zuhauf passieren.

So schüchtern, wie ich damals mit dreizehn Jahren war, wollte ich niemandem in der Klasse von meinem Korsett erzählen, und das machte die Dinge sicherlich nicht einfacher. Natürlich merkten es meine Mitschüler früher oder später, und nachdem es dann alle wussten, war es etwas, das eben zu Katharina gehörte, genauso wie andere eine Zahnspange oder eine Brille trugen.
Im selben Sommer kam ich auch nach XX. Ich war überrascht, wie selbstverständlich hier mit meiner Skoliose, meinem Korsett ... umgegangen wurde. Total begeistert von der SCHROTH-Therapie bekam ich zum ersten Mal so richtig gut erklärt, was überhaupt eine Skoliose ist, wo meine Bögen sind, wie ich sie korrigieren kann und das absolut Wichtigste: Dass ich es bin, die daran arbeiten kann, die Verkrümmung aufzuhalten bzw. aufzurichten.
Die Sonne ging auf, ich wollte es nicht glauben, und Tag für Tag wurde ich sicherer, dass es hier in der Klinik das ist, was meiner Skoliose und mir vorwärts hilft. Neben der gymnastischen Methode nicht zu vergessen, wie wichtig und schön es war, Leute mit den gleichen Korsettproblemen zu treffen, Erfahrungen auszutauschen, innige Freundschaften zu schließen und zu wissen, nicht die Einzige zu sein, die an ihrem Körper arbeiten muss. Es begann mir Spaß zu machen, mit vielen anderen motivierten Leuten am gleichen Ziel zu arbeiten, eine aufrechte Haltung, eine gerade Wirbelsäule vor Augen.
Jetzt bin ich zum siebten Mal hier und bin wieder auf Christina getroffen, mit der ich bei meinem ersten Aufenthalt mit dreizehn Jahren auf einem Zimmer war. Christina und ich hatten hier wieder eine geniale Zeit zusammen, ganze vier Wochen, ein halber Traum. Sie ist eine von den innigen Freundschaften, die ich hier geschlossen habe, ... irre bereichernd. Alleine deswegen bin ich auch immer wieder mit einer gewissen Vorfreude hierher gefahren, denn die netten Leute hier sind es, die es möglich machen, den ganzen Tag an der Sprossenwand zu hängen, an seinem Rücken zu arbeiten und nicht die Lust daran zu verlieren.
Nachdem ich hier also das erste Mal war, wusste ich nicht nur, wie ich weiterturnen sollte, sondern ich wusste auch, dass mein derzeitiges Korsett das letzte sein würde. Über interne Patienteninfos kam ich zum Glück zu Herrn XY, der die genialsten Korsette überhaupt anfertigt. Natürlich war auch die Zeit in diesen Korsetts, je nach Pelottenerneuerung, schmerzhaft, aber das gab sich. Schließlich hatte die gerade Wirbelsäule ihren Preis, auch den des Turnens! Insgesamt habe ich sechs Jahre lang Korsetts getragen, und sie waren sicherlich nicht selten Mul-

tiplikatoren für meine Aggressionen, aber dank meiner mitfühlenden Umgebung, verstandene Aggressionen. Was ich mir bei allem nicht nehmen ließ, war der Spaß am Sport, und so machte ich in der Schule mit Korsett Sport, aber auch ohne Korsett fuhr ich Kajak, radelte und habe es bis jetzt noch nicht bereut. Ich denke, es ist wichtig, sich durch das Korsett nicht allzu sehr einengen zu lassen, es lässt bzw. ließ sich mehr damit machen, als ich glaubte.
So, ich hoffe, durch mein Skoliosegeschichtchen habe ich etwas Einblick geben können in die Welt der fröhlichen, sich streckenden Skoliosen. Ich wünsche allen, die an ihrer Skoliose arbeiten, eine Menge Spaß dabei und die dazugehörige Portion Motivation und Power!

Skoliose-Geschichte Nr. 2

(B.K., 17 Jahre)

Als ich damals erfahren hatte, dass ich eine so genannte Skoliose hatte, konnte ich mir gar nicht so recht vorstellen, was das sein könnte und wie das wohl aussieht. Der Arzt meinte, es könne sehr gut sein, dass ich spätestens mit 35 Jahren im Rollstuhl sitzen würde, wenn man die Skoliose nicht aufhalten könne, d.h. eine fortschreitende Verkrümmung. Ich war den Tränen nahe, denn wenn dir mitgeteilt wird, dass du mal „behindert" sein wirst, bevor dein Leben richtig angefangen hat, weißt du im ersten Moment gar nicht so recht, was mit dir geschieht. Ich hatte sehr große Angst und wollte natürlich nicht glauben, was der Arzt sagte. Dann meinte er noch, ich dürfe keinen Sport mehr machen, ... aber warum nicht? Ich war doch nicht so sehr krank, oder?? Ich hatte doch nur Rückenschmerzen, und die würden sicher wieder vergehen, da war ich mir ganz sicher.
Keinen Sport mehr treiben, das bedeutete für mich: keine Leichtathletik (ich wäre kurz darauf in den Verein eingetreten), kein Bodenturnen, überhaupt keine sportlichen Aktivitäten mehr. Es war die Hölle für mich, denn Sport bedeutete für mich sehr viel. Also musste ich mich mehr meinem anderen Hobby widmen, dem Singen! Es war auch gut so, denn sonst wäre ich verrückt geworden.
Nebenbei machte ich dann noch meine angebliche Krankengymnastik, doch alles wurde nur noch schlimmer; diese Schmerzen wurden mehr, statt weniger. Ich wusste nicht mehr weiter. Ich wechselte dann zu einer Massagepraxis bei uns

im Ort, aber zu meinem Entsetzen wurden meine Schmerzen immer stärker, und ich weinte deshalb sehr oft, ich war verzweifelt. Irgendwie wollte mir dann auch keiner so recht glauben, selbst meine Eltern zweifelten schon. Ich hatte es satt, von Arzt zu Arzt, von Krankengymnastik zu Krankengymnastik zu rennen, und Erfolg hatte es doch keinen. Jeder stellte eine andere Diagnose und wusste einen anderen oder gar keinen Rat. Alle grapschen an dir herum, schauen da, drücken ein bisschen dort, machen Röntgenbilder wie Sand am Meer, aber am Schluss konnte mir keiner so recht helfen.

Manchmal drehte ich fast durch, denn diese immer unerträglicher werdenden Schmerzen waren wirklich da; ich spürte sie, und trotzdem konnten mir die meisten nicht so recht Glauben schenken. Weißt du wie es ist, Schmerzen zu haben, dass man nachts davon aufwacht, morgens kaum aufstehen kann, du bei jeder Bewegung meinst, jemand sticht dir ein Messer in den Rücken, du weder sitzen, stehen, gehen noch liegen kannst ohne die gottverdammten Schmerzen?? Ich glaube nicht, fast niemand kann sich das vorstellen, es ist zum Schreien, das musste ich auch einige Male, trotzdem habe ich nie irgendein Medikament gegen diese Schmerzen eingenommen. Mit der Zeit ging ich auch allen damit auf den Geist, denn alle dachten, ich spinne und bilde mir das nur ein, und manchmal glaubte ich das schon selber. Am schlimmsten jedoch war immer dieser Gedanke, in den Rollstuhl zu müssen! Mein Leben war ja sowieso schon verpfuscht, denn ich musste auf so vieles verzichten, was mir sehr großen Spaß gemacht hätte. Das einzige, was ich nie aufgab und was mich auch etwas abgelenkt hat, war die Freude am Singen und an der Musik. Ich konnte dabei immer alles für ein paar Minuten vergessen. Ich habe mich immer mehr zurückgezogen, ich war oft an der frischen Luft in der Natur, und oft saß ich stundenlang bei uns hinterm Haus am Weiher und ließ meinen Gedanken und Tränen freien Lauf. Ich konnte das alles nicht verstehen, was habe ich angestellt? Hatte ich nicht schon genug Kummer und Sorgen? (Eltern ließen sich scheiden, Tod von Oma und Opa, großer Bruder machte allen auch ein paar große Sorgen). WARUM ICH ???

Es half alles nichts, es musste etwas geschehen, also gingen wir wieder zu einem anderen Arzt. Damals hatte ich ein gutes Gefühl und war voller Hoffnung; aus diesem Grund bekam ich auch ein neues orangefarbenes Hemd mit weißen Punkten von meiner Mutter geschenkt, so als Symbol zum Neuanfang. Eine Zeit lang dachte ich auch, dass es jetzt endlich so weit ist und ich endlich mal ein einigermaßen normales Leben führen könnte, doch auch dieser Traum zerplatzte sehr bald wie eine Seifenblase. Sehr oft wollte ich alles aufgeben, denn was bringt es mir, wenn ich Gymnastik mache und es überhaupt nicht hilft? Was hat es für einen Wert, wenn ich von Arzt zu Arzt renne, mir aber keiner so recht helfen kann? In der Schule wurde ich auch immer schlechter, und die Klassenkameraden hatten kein Verständnis für mich, nein im Gegenteil, sie lachten mich nur aus und machten ihre blöden Witze über mich. Aus diesem Grunde schwänzte ich öfters die Schule und hatte natürlich jeden Tag einen riesigen Horror davor, das Klassenzimmer zu betreten. Was mir aber am meisten wehtat, war, wenn wieder ein Sportfest bevorstand und alle fleißig übten, nur ich nicht. Ich durfte dafür die Zeit messen oder irgendwelche Bälle zurückwerfen. Mir tat es jedes Mal sehr, sehr weh, wenn ich nur zusehen durfte und die anderen anfeuern konnte. Oft träumte ich, dass die anderen mich anfeuern würden und ich auch mal eine Urkunde bekommen würde. Dies blieb leider immer nur ein Traum. Viele von meiner damaligen Klasse beneideten mich, weil ich nicht mitmachen „musste", sie konnten auch nie verstehen, warum ich so gerne mit ihnen getauscht hätte. Ich wollte nicht immer verzichten müssen. Ich hasste diesen blöden Rücken, die ganzen Ärzte und Besserwisser und diese bescheuerte Krankengymnastik. Wie oft habe ich deswegen geweint?

Sicher gab es auch Tage, an denen ich keine Schmerzen hatte und an denen ich lachen und mich so richtig austoben konnte, aber leider waren diese viel zu selten. Ich wünschte mir immer mehr Verständnis von den anderen, aber vergeblich.

Im Sommer gehe ich jedes Jahr für eine Woche in ein Zeltlager, und da gibt's natürlich auch Wanderungen, und oft genug mussten mich die Betreuer tragen oder fahren. Seit drei Jahren gehöre ich selbst zu diesen Betreuern. Einige erzählen noch oft von dieser Zeit, als ich selbst noch zu den „Kids" gehörte.

Heute sieht meine Freizeitgestaltung so aus:

Ich bin Mitglied im DRK und Gruppenleiterin im Jugend-Rotkreuz. Wenn ich Zeit habe, besuche oder betreue ich meine Neffen oder betätige mich als Babysitter, überall, wo man mich so braucht. Während der Faschingszeit bin ich sehr in der Narrenzunft engagiert, außerdem mache ich gerade mein Vorpraktikum im Kindergarten, weil ich Erzieherin werden möchte.

Aber dies alles mache ich erst, seit ich endlich mal einen Arzt gefunden habe, der mir wirklich helfen konnte, und dem ich es auch zu verdanken habe, dass ich

schon zum zweiten Mal in XX sein darf. Als ich letztes Jahr zum ersten Mal hier war, wurden meine Schmerzen am Anfang immer schlimmer, doch nach einiger Zeit ließen sie wieder nach. Hier hatte ich im Laufe der sechs Wochen auch noch zusätzlich etliche Sonderbehandlungen, manche waren mehr, manche waren weniger erfolgreich. Trotzdem machten sich alle Therapeuten/-innen und Ärzte sehr viel Mühe und waren sehr nett und *verständnisvoll!!* Als meine Kur dann zu Ende war, war ich der festen Überzeugung, dass ich mit ziemlicher Wahrscheinlichkeit der glücklichste Mensch bin, der wieder nach Hause fährt. Denn die Schmerzen wurden weniger, und es gab auch zum ersten Mal eine längere Zeitspanne, in der ich total schmerzfrei war.
Leider kann ich nicht völlig schmerzfrei sein, aber die Schmerzen sind weniger geworden, und deshalb bin ich sehr zuversichtlich, auch was die Zukunft betrifft. Ich bin ein total anderer Mensch geworden, seit ich das letzte Mal hier war. Ich habe wieder Mut bekommen und Spaß und Freude am Leben. Ich könnte den ganzen Tag lachen, scherzen und Blödsinn machen! Das habe ich vor allem den Therapeuten/-innen von XX zu verdanken.
DANKE !!
Doch auch meiner Familie, meinen Freunden und v.a. meinem Freund sei ein ganz großes Dankeschön gesagt, denn ohne ihre Unterstützung, ihr Verständnis und ihre aufmunternden Worte hätte ich das nie durchgehalten. Sicher, es gibt immer noch Tage, an denen es mir total schlecht geht, aber dann beiße ich die Zähne fest zusammen, und irgendwie geht es dann schon.
Trotzdem war und ist immer noch dieses WARUM? Warum ich? Warum habe (hatte) ich diese Schmerzen? Warum konnte mir so viele Jahre keiner helfen? Nur eine Sorge habe ich nicht mehr, nämlich im Rollstuhl sitzen zu müssen, und das beruhigt mich sehr, denn ich möchte in ein paar Jahren meine eigene Familie gründen und ein ganz normales Leben führen, und darauf freue ich mich jetzt schon sehr.
Ich dachte auch immer, dass es nicht so arg viele Menschen gibt, die eine Skoliose haben, aber ich weiß jetzt, dass ich mit diesem „Problem" nicht ganz alleine bin. Ich habe hier so viele junge und ältere Leute getroffen, denen es manchmal noch schlechter geht, als es mir ergangen ist. Das klingt jetzt wahrscheinlich ziemlich blöd, aber das beruhigt mich sehr.

Am besten finde ich, dass ich viele tolle Freunde gefunden habe, darunter auch Jungs, mit denen ich über meine Probleme mit der Skoliose reden kann und die mich auch verstehen, weil es ihnen manchmal ähnlich ergangen ist. Diese Freundschaften sind sehr wichtig für mich, sie sind auch nicht so oberflächlich wie manche anderen, sondern sehr intensiv und innig, weil uns ein Schicksal verbindet. Wir haben sehr viel Spaß miteinander, und unsere „Trennung“ von XX wird bestimmt sehr schwer werden.
Das war also mein Skoliose-Geschichte, und diese aufzuschreiben war nicht ganz einfach, denn während des Schreibens habe ich alles noch einmal durchlebt und öfters sind mir die Tränen die Wangen heruntergelaufen, doch nun fühle ich mich viel besser, ja sogar richtig „leichter“.
Ich wünsche niemandem, dass er/sie jemals so etwas durchmachen muss wie ich.

Skoliose-Geschichte Nr. 3

(I.V., 19 Jahre)

28.11.1991, 19.15 h: Aufgeregt und stolz bereite ich mich auf meinen Abschlussball der Tanzschule vor. Diese Vorbereitungen sollten nicht ohne Folgen bleiben:
Wohl etwas zu kritisch betrachtete ich mich nach dem Duschen im Spiegel, wobei mir auffiel, dass da etwas nicht stimmte. Erst nach genauerer Beobachtung stellte ich fest, dass es an den Schultern liegen musste, die sich seltsamerweise in sehr unterschiedlichen Höhenlagen befanden. Mit „steigender Begeisterung“ entdeckte ich nach und nach auch die übrigen Merkmale von Skoliosegeschädigten: Unstimmigkeiten in Hüftstellung, Busengröße und Brustkorbformung. Ich befahl mir, mich ordentlich hinzustellen, wobei ich mit Entsetzen feststellte, dass mir dieses nicht möglich war. Aufgeregt demonstrierte ich meinen Eltern diese „Neuentdeckung“. Ihr Entsetzen war weitaus größer als das meine. Gleich am nächsten Vormittag (nach einem Abschlussball, auf dem ich mich ziemlich unwohl und krüppelig gefühlt habe) ging es zum ersten und (angeblich) besten Orthopäden. Dieser verordnete mir sogleich Krankengymnastik, Schuherhöhung und Korsett. Außerdem untersagte er mir beinahe jede Art von Sport, was mich am schwersten traf. Erst langsam wuchs auch mein Entsetzen über die Entdeckung und deren Folgen.

Nach den ersten grauenvollen Tagen im Korsett (es war nur hinten zu verschließen, so dass ich es nicht selbstständig an – und viel wichtiger – ausziehen konnte und stets so lange im Korsett ausharren musste, bis ein Familienmitglied zur „Befreiung“ zur Verfügung stand) gewöhnte ich mich relativ schnell an das neue Leben als „Behinderte“ sowie an die mehr oder weniger intelligenten Bemerkungen einiger Mitmenschen. Hier einige Beispiele:
Beim Anblick der Scheuerstellen auf dem T-Shirt:

„Du hast ganz viel Kreide auf dem Rücken.“

Beim Betrachten der herausstehenden Korsettteile:

„Entschuldigung, aber du hast einen Kleiderbügel im Pulli.“
„Wie kann man nur immer so strebsam dasitzen wie du?“
„So wie du dich bewegst, sieht das total eingebildet aus.“
„Du bist auch ein totaler Muskelprotz, was? Machst du Bodybuilding?“

Nach und nach gelang es mir auch wieder, alleine die Schuhe zuzubinden, die Toilette zu erledigen. Schwerer fiel es mir, mich an die ständige Rolle des „Spielverderbers“ zu gewöhnen, wenn es z.B. um die Planung von Freizeit und Urlaub ging (keine Hitze, keine weiten Fahrten, kein Zelten, kein Schlauchbootfahren ...), oder in der Disco den Tanzenden nur zuschauen zu dürfen.
An dieser Stelle noch ein Beispiel für eine Situation, in der ich mich wirklich als „missachtete Behinderte“ fühlte und es mir die französische Sprache (der ich allerdings auch sonst weniger mächtig bin) verschlug:
Als ich in Paris den Eiffelturm besteigen wollte, trug ich das Korsett wegen einer Scheuerstelle in der Hand. Die Aufseher verboten mir, sowohl mit Korsett den Turm zu besteigen als auch das Korsett unten abzustellen. Begründung: Es könnte eine Bombe darin versteckt sein!
6 Monate nach meiner „Entdeckung“ erfuhr ich durch einen anderen Orthopäden, dass mit meinem Korsett, das ich inzwischen schon in mein Herz geschlossen und liebevoll auf den Namen HARTMUT getauft hatte, etwas nicht stimmte: Ihm fehlte jeglicher Ansatz von Pelotten! Erst durch Hartmut II wurde mir bewusst, was es bedeutet, ein richtiges Korsett mit Pelotten tragen zu müssen. Aber auch mit diesem freundete ich mich rasch an. Weniger erfreut war ich über die mir angedrohte Operation.

Zwei Monate später brachten meine Eltern dann eine völlig aufgelöste, angsterfüllte und verheulte Tochter in eine gewisse Rehaklinik.
Nachdem ich eine Woche lang alle Angst und Wut herausgeweint hatte und mich meine Eltern schweren Herzens alleine zurückließen, begann ich allmählich, „Gefallen" an der Kur und den vielen Leidensgenossen zu finden. Durch den Erfahrungsaustausch mit den anderen SkoliosepatientInnen wurde mir klar, dass eine Skoliose und ein Korsett nichts besonderes ist, und dass ich mit meinen 45° sogar noch glücklich sein konnte.
So begann ich, das Korsett als „Normalität" zu betrachten und sah es mehr und mehr als eine zweite Haut an. Folglich hatte ich keine Hemmungen mehr, es unter besonderen Umständen, wie z.B. bei großer Hitze (am Strand über dem Badeanzug, in der Klasse ohne T-Shirt darüber), in der Öffentlichkeit zu zeigen.
Manchmal konnte es sogar ganz interessant sein, als bewundertes und bemitleidetes Geschöpf im Mittelpunkt zu stehen oder aber die neugierigen Gaffer durch böse Blicke oder Worte bloßzustellen. Auch lernte ich, dass ein Korsett auch Vorteile mit sich bringen kann: Kein Lehrer wagte z.B., Misstrauen zu äußern, wenn ich mein Fehlen wieder einmal mit (angeblichen) Rückenschmerzen oder einer dringenden Korsettreparatur entschuldigte.
In XX wurde mein „Turnfleiß" und die Bereitschaft, das Korsett konsequent zu tragen, durch eine Bekanntschaft mit einem jungen Mädchen stark angespornt. Das Mädchen war durch eine – auch mir angedrohte – Operation querschnittgelähmt. Während der Kur lernte ich „HARTMUT III – den Grausamen" kennen. Er korrigierte meinen Hauptkrümmungsbogen zwar von 45° auf 5°, hinterließ aber gleichzeitig offene Stellen, tiefe Wunden und einen immerwährenden Schmerz. Es gelang mir in drei Jahren nicht, auch nur etwas Sympathie für ihn zu entwickeln.
In den folgenden Jahren wiederholte ich die Aufenthalte in der XX und schloss dabei zu vielen Mitpatientinnen enge Freundschaften, die ich nicht missen möchte.
Nun lebe ich seit 2 Monaten von jeglichen HARTMUTs getrennt und genieße es, in XX im Gras am Fluss sitzen zu können (das wäre mit Korsett nicht möglich gewesen) und die vergangenen 4 ½ Jahre einmal zu überdenken.
Abschließend kann ich sagen, dass die Korsettzeit auf jeden Fall eine sehr harte

Zeit voller Einschränkungen war. Gerade in der Zeit der Pubertät war es z.B. nicht einfach zu akzeptieren, dass ich mich nie so kleiden konnte, wie es Mode und Mitschülerinnen „vorschrieben“. Meine Jeans mussten z.B. zwei Nummern größer sein und einen hässlichen Schnitt haben, damit sie über das Korsett passten, von den Oberteilen ganz zu schweigen. Noch gravierender waren die Einschränkungen in Sport und Freizeit.
Diese Zeit war aber auch eine Zeit des Wachsens, nicht nur des körperlichen, sondern auch des geistigen Wachsens. Ich habe z.B. sehr deutlich erfahren, was es heißt, selbstbeherrscht und konsequent zu sein. Ich habe vor allem durch die Skoliose und das Korsett gelernt, mich so zu akzeptieren wie ich bin – mit allen Unebenheiten (zur Korsettzeit mit Bodybuilderfigur und Schwerathletengang). So kann ich heute schmunzeln, wenn andere an ihrer Zellulitis zu sterben meinen. Und als mich vor kurzem ein fremder Psychologiestudent, der unsere Clique scheinbar einige Zeit im Urlaub beobachtet hatte, ansprach und fragte, ob ich schon älter sei als meine Freundinnen, und ich dies verneinte, meinte er: „Dann hattest du garantiert einmal eine schwere Krankheit oder ein anderes Handicap; du bist schon viel reifer.“ Da begann ich, die Korsettzeit auch aus einer anderen Perspektive zu betrachten. Dass ich die ganze Tortur so gut verkraftet habe und so locker damit umgehen konnte, habe ich vor allem meiner Familie und meinen Freundinnen zu verdanken, die mich immer stark unterstützt, ermutigt und ständig Rücksicht auf mich genommen haben.

Skoliose-Geschichte Nr. 4

(S.H., 19 Jahre)

Es war ungefähr das Jahr 1984 oder ’85, und ich war so 7 oder 8 Jahre alt, als meine Mutter und ich zur Kinderärztin gegangen sind. Während der Untersuchung, als ich mich nach vorne beugen musste, stellte die Ärztin fest, dass mit meinem Rücken etwas nicht in Ordnung war.
Die Kinderärztin riet uns, einen Orthopäden aufzusuchen. Der Orthopäde in unserer Stadt hat sich dann meinen Rücken angeschaut und Röntgenbilder davon gemacht. Er sagte uns, dass ich eine Skoliose hätte. Die Röntgenbilder wurden dann auch ausgemessen, und es stellte sich heraus, dass sich meine Wirbelsäule bereits um 10°–14° verkrümmt hatte. Der Orthopäde verschrieb mir

daraufhin Krankengymnastik, zu der ich auch zweimal die Woche gegangen bin. Nachdem die Besuche beim Orthopäden nichts Neues ergaben, außer dass ich immer wieder neue Rezepte für Krankengymnastik bekam und mein Rücken sich nicht verbesserte, sondern genau das Gegenteil der Fall war, wechselte ich den Orthopäden. Das war ungefähr 1 1/2 Jahre nach der Entdeckung der Skoliose. Der neue Orthopäde hat mich dann wieder geröntgt und stellte daraufhin fest, dass die Skoliose jetzt schon ungefähr auf 20° fortgeschritten war. Nach dieser weniger erfreulichen Neuigkeit kam auch gleich die zweite Schreckensmeldung, und diese lautete, dass ich ein Korsett bekommen sollte; also wurde ich kurze Zeit später von einem Korsettmacher mit Gipsbinden umwickelt. Ich hatte keine Ahnung, was da auf mich zukam und irgendwie hatte ich Bammel davor. Zu diesem Zeitpunkt bekam ich auch gleich ein paar Schuheinlagen verpasst. Als nach ein paar Wochen dann das Korsett fertig war, musste ich wieder zum Orthopäden, um es anzuprobieren. Als man mir das Korsett angezogen hatte, hatte ich große Schwierigkeiten mit der Atmung. Ich atmete schnell und flach und hatte Panik, dass ich da nicht mehr herauskomme (es war ein Bostonkorsett mit Verschluss hinten). Ich musste das Korsett dann so lange tragen, bis man mich geröntgt hatte. Als das Korsett dann auch noch eine gute Korrektur zeigte, durfte ich mit meiner Mutter nach Hause fahren. Es hat eine Weile gedauert, bis ich mich an das Korsett gewöhnt hatte, aber schließlich musste ich mich damit abfinden, es zu tragen. So ungefähr zwei Monate später war ich wieder beim Orthopäden, und er sagte mir, dass es gut wäre, wenn ich zur Kur fahren würde. Man ließ mir die Wahl zwischen XX und XY. Auf die Frage, was besser sei, bekamen wir die Antwort, beides sei gleich gut, und da meine Mutter noch nicht so viel Ahnung hatte und mir der Name von XY. besser gefiel (ich war damals erst zehn Jahre alt), fuhr ich im Sommer desselben Jahres zum ersten Mal für sechs Wochen zur Kur.

In XY war ich dann noch zwei weitere Male, aber an der Körperhaltung oder an den Gradzahlen der Wirbelsäule hat sich da nichts verbessert! In der Zwischenzeit hatte ich auch ein neues Korsett bekommen, auch eine Art Bostonkorsett. In diesem fühlte ich mich nicht sehr wohl, zum Glück habe ich es deshalb nicht sehr oft getragen, denn es stellte sich später heraus, dass es nicht korrigierte. In dieser Zeit wurde ich oft geröntgt. Ende 1993 bekam ich mein 3. Korsett, es war ein Chêneau-Korsett. Das Chêneau-Korsett war um einiges praktischer,

denn ich brauchte keine Hilfe mehr beim An- und Ausziehen und fühlte mich wohler als in dem Bostonkorsett.
Als ich nach meinem 3. Kuraufenthalt aus XY zurückkam, wurde ich ca. 1–2 Monate später zu meinem Orthopäden bestellt. Zusammen mit meiner Mutter ging ich dann in die Praxis.
Ich dachte, es sei eine ganz normale Kontrolluntersuchung, um zu überprüfen, ob das Korsett noch passt und ob sich mein Rücken verändert hat. Das war dann auch so, aber dann erklärte uns der Orthopäde, dass sich meine Skoliose verschlechtert hätte und dass man dies durch Korsett und Kur nicht in den Griff bekäme (mittlerweile hatte ich über 40°), und man müsste jetzt an eine Operation denken. Mir blieb ein dicker Kloß im Hals stecken, und dass ich nicht geweint habe, war alles. Als wir die Praxis verließen, sagte ich meiner Mutter, dass ich mich auf keinen Fall operieren lasse, also beschlossen wir, weitere Diagnosen von verschiedenen Ärzten anzuhören.
Wir fuhren zunächst in die Uni-Klinik nach XX. Nach einigen Untersuchungen kamen auch die dortigen Ärzte zum gleichen Ergebnis, und das hieß Operation. Die nächste Klinik lag im Schwarzwald. Wir nahmen eine 2- bis 3-stündige Fahrt auf uns, wieder wurde ich untersucht, bis der Arzt meinte, ich sei übermobil und außer einer Operation könne man da nichts machen. Als meine Schwimmtrainerin davon erfuhr, sagte diese, sie würde versuchen, für mich in der Uni-Klinik XY einen Termin zu bekommen. Sie kannte dort wohl einen Arzt, der sehr gut sein sollte, da sie auch schon mehrere Male an der Bandscheibe operiert worden war.
Der Termin in XY klappte dann auch, so dass meine Trainerin, meine Mutter und ich zusammen nach XY fuhren. In der Klinik wurde ich wieder untersucht und während der Wartezeiten kam auch zur Sprache, dass meine Trainerin im Falle einer Operation Blut für mich spenden würde. Tatsächlich kam man in dieser Klinik wieder zur gleichen Diagnose – Operation –, und wieder hatte ich so einen dicken Kloß im Hals.
Die Ärzte erklärten uns dann genau, wie so eine Operation ablaufen würde: Ich müsste erst zwei Wochen zur Vorbehandlung, und die Operation selbst wäre so, dass ich von vorne (Brustkorb) und von hinten (Rücken) operiert werden sollte, und dass man während der Operation wach gemacht würde, um dann anhand einer Fußreaktion zu sehen, ob die Operation gut verlaufen sei. Mir wurde also

gleich klargemacht, wie risikoreich die Operation doch ist. Auf der anderen Seite stellten die Ärzte es so „schön“ dar, dass ich mir zu Hause doch überlegte, ob ich mich operieren lassen soll. Ich dachte, ich hätte dann einen geraden Rücken und bräuchte nie mehr Krankengymnastik zu machen. Aber dann meinte meine Trainerin, dass es eine Kurklinik in XX gäbe, und wir sollten doch das erst noch mal ausprobieren, bevor wir uns für eine Operation entscheiden. Als ich XX hörte, fiel mir ein, dass ich den Namen der Stadt schon einmal gehört hatte, und ich erinnerte mich, dass man mir damals die Wahl ließ, nach XY oder XX zur Kur zu fahren.

Also vereinbarten wir einen Vorstellungstermin in XX. Das war ungefähr Oktober 1991. Dort war man über den Zustand meines Rückens und meiner Haltung so erstaunt, dass man empfahl, ich müsse so schnell wie möglich zur Behandlung kommen.

Im März 1992 war es dann soweit, ich war zum ersten Mal für 6 Wochen Patientin in XX. Nachdem ich anfangs nicht wusste, was mich hier erwartete, dazu noch ein wenig eingeschüchtert, fand ich es mit der Zeit echt super! Nach Überstehen der Anfangsschwierigkeiten fand ich auch bald nette Leidensgenossinnen, mit denen ich mich anfreundete und die Zeit verbrachte.

Nach der A-Gruppe wusste ich endlich genau, was überhaupt eine Skoliose ist: Wirbelsäulenverkrümmung war klar, aber dass die Wirbelsäule dabei verdreht ist und man drei oder vier Bögen haben kann, davon hatte ich vorher überhaupt keine Ahnung.

Ich war echt überrascht und bin es immer noch, wie viele PatientInnen jeden Mittwoch ankommen. Ich konnte mir nicht vorstellen, dass es so viele Menschen gibt, die Probleme mit dem Rücken bzw. mit der Wirbelsäule haben.

Auch war und bin ich sehr erfreut darüber, welche Verbesserung ich schon nach 2 Wochen erreicht hatte, wie man anhand der Fotos sehen konnte. Als ich nach der Kur wieder zu meinem Orthopäden ging und ihm die Bilder zeigte, war er sichtlich erstaunt!

Ungefähr ein halbes Jahr später wollte er mir keine Krankengymnastik mehr verschreiben, woraufhin ich nicht mehr zu ihm ging. Für einige Zeit verschrieb mir dann unser Hausarzt die Rezepte und untersuchte mich regelmäßig. Zwischenzeitlich ging ich zum Korsettmacher, um die Pelotten erneuern zu lassen. Ich hatte mit dem Korsett wenig Probleme in der Öffentlichkeit. Unter dem T-Shirt

oder Pulli hat man es kaum gesehen, auch kamen keinerlei blöde Sprüche. Einmal in der Schule stolperte ein Schüler gegen mich, der hat sich dann ein bisschen seinen Arm gerieben und blöd geschaut. Solche Aktionen fand ich dann richtig amüsant. Auf unserer Klassenfahrt war mein Korsett natürlich auch dabei, und die meisten aus meiner Klasse sahen es dort zum ersten Mal. Meine Mitschüler haben dann sehr interessiert gefragt, was das denn sei und wie das so ist beim Tragen usw. Sie tauften mein Korsett zum Panzer, aber irgendwelche unangenehmen Bemerkungen gab es nicht, auch wenn manch einer im Stillen gedacht hat: Zum Glück muss ich nicht so ein Ding tragen.
Jetzt bin ich zum vierten Mal in XX und mittlerweile habe ich gelernt, mit meiner Skoliose zu leben, obwohl ich früher gerne gedacht habe, „wenn du jetzt die Augen schließt und wieder aufmachst, dann hast du einen geraden Rücken", aber jetzt weiß ich, dass es niemals so sein wird.

Gedanken an ein Korsett

(A.W., 17 Jahre)

So ein Korsett ist eine ganz üble Sache.
Niemand kann erklären, was es bedeutet, ein Korsett tragen zu müssen. Es ist wie ein Monster, das einen quält und erdrückt, Tag für Tag.
Und es lässt einen nicht in Ruhe.
Es lässt nicht locker.
Oft hab ich das Gefühl, dieses Monster raubt mir mein Leben.
Ich hasse dieses Monster.

Doch denke ich länger nach:
Ich meine, dieses Monster kann doch eigentlich nix dafür, dass es ein Korsett ist.
Vielleicht wollte es gar kein Korsett sein.
Vielleicht drückt es gar nicht gerne.
Aber es muss nun einmal drücken, weil es irgendeiner so bestimmt hat.
Vielleicht ist es gar nicht so übel, das Monster.
Vielleicht ist es sogar richtig in Ordnung.
Ein nettes Monster,
ein nettes kleines Monster, das immer bei einem ist und zu einem hält.

Skoliose-Geschichte Nr. 5

Als ich ein Kleinkind war, trat eine Skoliose bei mir auf. Ich bekam ein Gipsbett von der Uniklinik XX verordnet. Ich lag etliche Jahre darin. Es wurde einige Male erneuert, aber ich bekam dadurch ein Hohlkreuz. Ab etwa meinem fünften Lebensjahr begann es, dass ich ein Korsett tragen musste. Die Uniklinik XX hat es anfertigen lassen. Das erste Korsett bestand aus einem Beckenkorb und einem Längsstab rechts, der mich nach links schob. Ich hatte mehrere Korsetts dieser Art. Später hatte ich Milwaukee-Korsetts, die immer höher geschraubt wurden und die ich Tag und Nacht tragen musste. Nur zum Baden durfte ich das Korsett ausziehen. Insgesamt habe ich etwa zehn Jahre lang Korsetts getragen und immer 2 × wöchentlich Krankengymnastik gemacht. Jetzt weiß ich, dass diese Gymnastik nicht richtig war.

Mit 15 Jahren kam ich nach XY, durch einen Bericht in der Zeitung. Ich merkte sofort, dass hier ganz andere Übungen gemacht wurden, sie waren regelrecht gegenteiliger Art. Als ich das Milwaukee-Korsett in XY ausziehen musste, sackte ich zusammen, weil ich keine Kraft in den Rumpfmuskeln hatte. Ich war viermal in XY, zweimal 4 Wochen, einmal 6 Wochen und einmal 2 Wochen. Wir mussten alles selbst bezahlen, weil damals die Krankenkasse die Bezahlung noch abgelehnt hatte, ebenso wie die Uniklinik, die die XY nicht kannte.

Mir hat die Kur in XY unheimlich gut getan; ich brauchte kein Korsett mehr. Ich gehe schwimmen und übe allein weiter.

Mit 25 Jahren habe ich geheiratet und bekam eine gesunde Tochter. Als diese vier Jahre alt war, ging ich mit ihr zum Kinderarzt, weil sie sich immer hängen ließ. Er verordnete Gruppenturnen über ein halbes Jahr, einmal wöchentlich. Danach verordnete die Ärztin nochmals ein halbes Jahr Kinderturnen, weil das Mädchen eine Gewebeschwäche hätte. Ich sollte mit ihr zum Orthopäden gehen. Er sagte gleich, nachdem er sie sah: „Rückgratverkrümmung. Sie sind rechtzeitig gekommen." Er verordnete Einzelgymnastik, denn sie hatte 17 Grad. Er schickte uns zur Uniklinik YZ, um noch eine zweite Meinung einzuholen. Dort meinte man, meine Tochter solle täglich Rücken- und Atemgymnastik machen, auch alleine das, was sie bei der Krankengymnastin gelernt hat. Sie ist auch viel geschwommen. Jetzt ist meine Tochter elf Jahre alt und hat 11 Grad. Danach kam sie in die XY. Hier wurde eine Oberflächenvermessung gemacht. Nach sechs Wochen zeigte die Com-

puterzeichnung eine gerade Wirbelsäule. Meine Tochter ist „happy" und will daheim weiterüben und auch mich korrigieren. Einmal wöchentlich wird sie zur Vorbeugung zur Krankengymnastin gehen, damit wir gut über die Pubertät hinwegkommen. Nächstes Jahr soll sie wiederkommen. Meine Krankengymnastin sagte mir, das Beste, was es in bezug auf Skoliosegymnastik gibt, sei „SCHROTH". Sie hat auch schon mehrere Patienten/Patientinnen nach XY geschickt.
Zwecks Veröffentlichung soll mein Name nicht erscheinen, weil in unserem Dorf niemand etwas von unserer Skoliose weiß und ich mich genieren würde. Meine Mutter hatte sich immer geniert, weil ich ein Milwaukee-Korsett tragen musste. Dadurch habe ich Komplexe bekommen. Bei meiner Mutter drehte sich alles um Schönheitsfehler.
Bei meiner Tochter ist das anders. Wir reden offen darüber. Sie muss turnen und hat auch keine Komplexe. Die Eltern wissen gar nicht, was sie einem manchmal antun. Ich ging nicht tanzen oder zu Veranstaltungen.
Die Mutter meines Mannes hatte eine schwere Skoliose und war sehr klein. Sie hatte schließlich einen Altersbuckel und starb mit 80 Jahren. So kannte mein Mann es gar nicht anders, es störte ihn mein Rücken nicht. In der Schwangerschaft musste ich viel liegen, infolge von Rückenschmerzen. Meinen Säugling setzte ich immer auf eine Hüfte, statt ihn zu tragen. Dadurch steht jetzt meine Hüfte sehr heraus; jetzt muss ich die Hüfte wieder hineinturnen. Ich habe jetzt wenig Probleme, kaum Rückenschmerzen. Als Kind sollte ich operiert werden und habe mich dagegen gesträubt. Ich bin froh, dass ich es tat, denn das Risiko ist doch zu groß.

Skoliose-Geschichte Nr. 6

(L.G., 69 Jahre)

Vor etwas mehr als 20 Jahren war ich einige Male zur Behandlung in Ihrem damaligen „Sanatorium". Ich bin bis heute durch und durch „SCHROTHianer" geblieben und weiß, wenn ich diese Methode nicht kennen gelernt hätte, dass ich heute diesen Brief nicht mehr schreiben würde.
Es gelang mir zwar nicht, die Skoliose vollkommen zu korrigieren, dazu hätte ich der Methode 20 Jahre eher begegnen oder meinen Beruf aufgeben müssen, aber ich lebe heute mit 69 Jahren beschwerdefrei, vorausgesetzt, ich turne täglich

15 Minuten. Außerdem nutze ich jede Gelegenheit, im täglichen Bewegungsablauf mit Hilfe meines gut entwickelten Korrekturbewusstseins isometrische Spannungsübungen durchzuführen. Eine gute geistige und seelische Verfassung ist auch sehr wichtig.
Das trägt alles dazu bei, dass die Muskulatur gestärkt wird und nicht so leicht ermüdet, denn sie muss den Körper aufrecht halten. Ich bin voll beweglich geblieben, deshalb sind auch die beiden Extreme möglich: entweder gut korrigiert und aufrecht (dann sieht man auf Anhieb nichts) oder sehr schlecht. Ich bin sicher, dass ich ohne die Behandlungsmöglichkeit nicht die Kraft gehabt hätte, in den vergangenen 10 Jahren etwa 15 Fernreisen zu machen. Trotz allem wünsche ich mir in meinem nächsten Leben keine Skoliose!

Skoliose-Geschichte Nr. 7

(K.A., 16 Jahre)

Mit 12 Jahren wurde bei mir die Skoliose entdeckt. Zu dieser Zeit waren es nur 12 Grad im Hauptbogen. Bis zu meinem 13. Lebensjahr wurde mir nur Krankengymnastik verschrieben. In dieser Zeit verschlechterte sich meine Skoliose um 20 Grad. Daraufhin bekam ich ein Korsett. Dieses trug ich regelmäßig 23 Stunden täglich. Trotzdem verschlechterte sich meine Wirbelsäule um 15 Grad. Von da an trug ich mein Korsett nur sehr selten, und ich machte auch nicht mehr so intensiv Krankengymnastik wie anfangs. Ich hatte einfach die Lust verloren, an meiner Wirbelsäule zu arbeiten, da sich die ganze Mühe ja nicht gelohnt hatte.
Mit 15 Jahren, als ich Schmerzen bekam beim längeren Laufen oder Stehen, fragte ich schließlich meinen Arzt, wo und wie operiert wird. Kurz darauf stellte ich mich im Klinikum XX vor. Dort wurden dann 60 Grad Verkrümmung im Hauptbogen gemessen.
Im Dezember 1997 wurde ich dann stationär aufgenommen.
Vor der Operation wurde mir nur beigebracht, wie ich nach der Operation richtig aufstehe und mich richtig hinlege. Ansonsten wurden nur die üblichen Vorbereitungen und Untersuchungen durchgeführt.
Am 16. Dezember war es dann soweit.
Ich hatte eigentlich keine große Angst, denn die Ärzte hatten mir ausführlich erklärt, was während der Operation und was nach der Operation passiert. Von

meinem Orthopäden hatte ich auch erfahren, dass seit 30 Jahren in dieser Klinik das Risiko einer Querschnittslähmung bei fast 0% liegt.
Bei mir wurden neun Wirbel versteift, d.h. in jeden Wirbel werden zwei Schrauben eingefüllt, die Bandscheiben durch Titankörbchen ersetzt und mit Beckenknochen aufgefüllt. Zuletzt wird ein Stab durch die Schrauben hindurchgezogen. Dieser Stab richtet die Wirbelsäule wieder auf und verhindert, dass die Wirbel wieder in die alte Stellung wegrutschen.
Als ich nach 5 Tagen Intensivstation zurück auf meine Station kam, musste ich zweimal am Tag mit den Krankengymnasten aufstehen und laufen. Anfangs konnte ich nur 5 Minuten sitzen und laufen. Jedoch konnte ich von Tag zu Tag feststellen, dass es immer besser wurde. (Ich hatte nach meiner Operation kein Korsett und auch keinen Gips). Als ich nach 4 Wochen entlassen wurde, ging ich sofort (anfangs nur stundenweise) in die Schule, um mich schnellstmöglich an den Alltag zu gewöhnen.
Jetzt, 10 Monate danach, ist es, als ob ich nie operiert wurde. Ich bin beweglich, gehe regelmäßig zur Schule, gehe aus und treibe wieder Sport.
Manchmal, wenn ich länger als 8 Stunden sitzen muss, habe ich zwar leichte Schmerzen, aber das ist im ersten Jahr nach der Operation normal.
Allen, die sich entschlossen haben oder noch überlegen, kann ich nur raten, sich so schnell wie möglich im Krankenhaus XX ambulant beraten zu lassen. Denn jede Skoliose ist verschieden und wird auch anders operiert. Aber jeder muss wissen, ob er auch die Schmerzen nach der OP in Kauf nimmt. Es ist keine leichte Operation wie z.B. eine Mandeloperation, und man sollte sich vorher sehr gut über die Ärzte, Krankenhäuser und Operationsmöglichkeiten informieren.
Man ist als Skoliotiker eben sehr stark von guten Krankengymnasten, Korsettbauern und Ärzten abhängig.
Ich bin vollkommen zufrieden und kann sagen: „Lieber lasse ich mich noch zehnmal operieren, als je wieder ein Korsett zu tragen. Es hätte nicht sein müssen."
Auch muss ich noch loswerden, dass es ein tolles Gefühl war, diesen Sommer enge T-Shirts anziehen zu können, ohne daran zu denken, wie ich mein „Paket" am besten verstecke.
Ich habe durch meine Operation also auch ein Stück Selbstbewusstsein und „Lebensqualität" zurückgewonnen.

Skoliose-Geschichte Nr. 8

(L.E., 16 Jahre)

Als ich im Mai 1996 mit 37° Verkrümmung zum ersten Mal in die XX kam, bekam ich sofort ein Korsett verordnet. Damals konnte ich mir noch keine Vorstellung von einem Korsett machen. Doch als ich das Korsett dann sah, war ich total geschockt. Auch wenn ich nicht so begeistert davon war, ab sofort ein Korsett zu tragen, nahm ich mir vor, das Korsett immer zu tragen, da ich wieder einen geraden Rücken wollte. In der 1. Nacht war es jedoch schlimm. Mein Rücken tat weh, ich habe die ganze Nacht geheult. Doch mit der Zeit wurde es immer besser. Als ich nach 3 Monaten nur noch 3° Überkorrektur hatte, war ich total erleichtert. Das Tragen des Korsetts hat sich wirklich gelohnt.
Am Anfang hatte ich auch wirklich Hemmungen, meinen Freunden von dem Korsett zu erzählen. Doch sie haben sich super verhalten. Eine Freundin sagte etwas zu mir, was ich Klasse fand: „Durch das Korsett bist du doch kein anderer Mensch. Wenn dich andere damit nicht akzeptieren, sind sie eben keine richtigen Freunde."
Ich war jetzt auch schon dreimal stationär in der XX und es hat mir immer gut gefallen und geholfen. Die Leute waren alle immer sehr nett. Ich gehe nächstes Jahr wieder zur Kur und treffe bestimmt wieder nette Leute.

Skoliose-Geschichte Nr. 9

(E.L., 60 Jahre)

Ich habe nunmehr mein 60. Lebensjahr erreicht und war den Herbst 1984 zum ersten Mal vier Wochen bei Ihnen. Durch das bei Ihnen erlernte intensive Muskel- und Atmungstraining und die daraus resultierende bewusste Korrekturhaltung hat sich nicht nur das Erscheinungsbild wesentlich gebessert, sondern vor allem meine Leistungsfähigkeit und – worüber ich besonders glücklich bin – ich kenne kaum noch Rückenschmerzen (was man vor meinem Aufenthalt bei Ihnen durchaus nicht sagen konnte).
Um nun die erworbenen Erfolge Ihrer so wirkungsvollen Skoliose-Behandlung nochmals zu intensivieren und von den Übungsleitern erneut überprüfen zu lassen, wiederholte ich im Herbst 1985 einen Aufenthalt in Ihrer Kinik und fuhr

wieder gebessert und beglückt durch weiter gewonnene Einsichten in Ihr wirkungsvolles Heilverfahren nach Hause.
Um die erworbene fühl- und sichtbare Besserung auf alle Fälle zu halten, lasse ich mich hier regelmäßig von einer Krankengymnastin behandeln und überprüfen, die nach einem Aufenthalt in XX mit der atmungsorthopädischen SCHROTH'schen Methode vertraut ist. Uns steht dazu ein Turnsaal mit Rückspiegeln, Sprossenwänden, Streckbandagen usw. zur Verfügung. Das Weitermachen mit einigen Übungen jeden Tag zu Haus gehört selbstverständlich zur Festigung des erworbenen Erfolgs, was für mich das Allerwichtigste bleibt. So kann ich abschließend aus eigener Erfahrung auch jedem älteren Patienten dringend zu einem „Aktiv-Heilverfahren" in XX raten. Ich selbst war bestimmt nicht das letzte Mal dort!

Skoliose-Geschichte Nr. 10

(E.L., 72 Jahre)

Ich bin jetzt zum 7. Mal in Ihrer Klinik und kann nach einem 4-wöchigen, intensiven Skoliosetraining mit sehr guten Ergebnissen und gebesserten Werten die Kur wieder als außerordentlich erfolgreich bezeichnen.
Trotz meiner 72 Jahre konnte ich volles Übungsprogramm an den diversen Geräten durchführen, motiviert von den jeweils erstaunlichen Resultaten meiner wiederholten Aufenthalte bei Ihnen. Meine aufgefrischten bzw. neuen Erkenntnisse werde ich in mein tägliches Rückentraining, das ich auch zu Hause absolviere, mit einbringen. Denn nur durch die Fortsetzung der Übungen daheim, können auch die hier erreichten Ergebnisse gehalten werden. Solange es mir meine körperliche Verfassung erlaubt, komme ich immer wieder in die XX und kann dies auch jedem empfehlen.
Mit bestem Dank.

3 Skoliose – was ist das?

Als Skoliose bezeichnen wir eine Seitverbiegung der Wirbelsäule, welche nicht mehr vollständig aufgerichtet werden kann *(Abb. 3.1)*. Die Beweglichkeit der Wirbelsäule ist meist im betroffenen Abschnitt deutlich verringert, so dass eine Begradigung der Wirbelsäule aktiv in der Regel nicht erreicht werden kann. Mit einer solchen Seitverbiegung ist eine Verdrehung der Wirbelkörper verbunden, welche den Rippenbuckel oder den Lendenwulst erzeugt.

Eine Seitverbiegung ohne entsprechende Verdrehung ist keine Skoliose im engeren Sinne.

Skoliosen können vielerlei Ursachen haben. Es gibt Skoliosen aufgrund von Nerven- und Muskelerkrankungen, Stoffwechselstörungen sowie angeborene Skoliosen mit Fehlbildungen von Wirbeln und Rippen.

Der größte Teil der behandlungsbedürftigen Skoliosen hat eine immer noch nicht näher bestimmte Ursache. Zwar gibt es viele Wissenschaftler, welche alle danach trachten, die Ursache der in diesem Fall „idiopathisch" (lat.: von sich aus entstanden) genannten Skoliose zu finden. Das letzte Wort in dieser Sache ist auch nach jahrzehntelanger Forschung noch immer nicht gesprochen.

Weil die idiopathische Skoliose den Hauptteil der behandlungsbedürftigen Skoliosen ausmacht, möchte ich mich auch im Folgenden weitestgehend auf diese Skolioseform beschränken.

Die idiopathische Skoliose, welche im Übrigen mit der so genannten Säuglingsskoliose nichts zu tun hat, tritt hauptsächlich in Phasen vermehrten Skelettwachstums zu Tage.

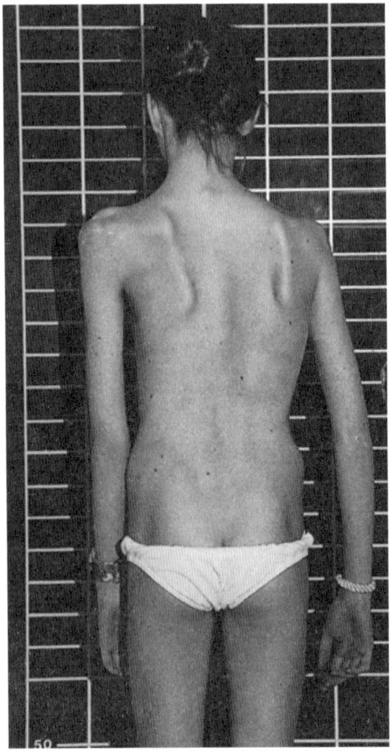

Abb. 3.1
14-jährige Patientin im Wachstum mit Rechtsausbiegung im Brustkorbbereich. Erkennbar ist auch für den Laien die Asymmetrie der Taille wie die Rippenbuckelbildung rechts. Die rechte Schulter steht nach vorne, die linke Schulter steht nach oben und nach hinten. Da diese Deformität nur wenig aufgerichtet werden kann, erfüllt sie die Definition einer Skoliose, welche als teileingesteifte seitliche Wirbelsäulenverbiegung beschrieben wird. Die Patientin auf dem vorliegenden Bild hatte eine Verkrümmung im Brustwirbelsäulenbereich von 45°, gemessen nach Cobb.

Die etwa zwischen dem ersten und dem zweiten Lebensjahr auftretende Skoliose wird als infantile idiopathische Skoliose bezeichnet. Die Skoliose, welche zwischen dem vierten und sechsten Lebensjahr erstmals zu Tage tritt, bezeichnen wir als juvenile idiopathische Skoliose. Die spät aufgetretene Skoliose, welche normalerweise zwischen dem 10. und 14. Lebensjahr auftritt, wird als idiopathische Adoleszentenskoliose bezeichnet.

3.1 Verlauf der unbehandelten idiopathischen Skoliose

Je früher eine idiopathische Skoliose auftritt, desto ungünstiger ist der zu erwartende Verlauf. Früh aufgetretene Skoliosen gehen unbehandelt über 120 Grad, während die spät aufgetretene idiopathische Adoleszentenskoliose die 90-Grad-

Grenze sozusagen nie überschreitet, weshalb sie schwer wiegende Beeinträchtigungen der Herz-Kreislauffunktion nicht erwarten lässt.
Es gibt unterschiedliche Krümmungsformen, welche grob in Brustkorbkrümmungen (Thorakalskoliosen), Lendenkrümmungen (Lumbalskoliosen), Brustkorb-/Lendenkrümmungen (Thorakolumbalskoliosen) oder Doppel-S-Krümmungen eingeteilt werden können. Neben dem Alter, neben dem Einsetzen von Regelblutung oder Stimmbruch, neben den knöchernen Reifezeichen, welche der Arzt auf dem Röntgenbild erkennen kann, neben der Schwere der Krümmung und neben dem Geschlecht gilt auch die Krümmungsform als einer von sechs Hauptfaktoren, welche abschätzen helfen, ob mit einer Krümmungsverschlechterung zu rechnen ist.
So haben statistisch gesehen die Brustkorbkrümmungen mit rechtsgelegenem Rippenbuckel vor den Doppelkrümmungen mit rechtsgelegenem Rippenbuckel bei Mädchen eine große Tendenz fortzuschreiten. Des Weiteren kann angenommen werden, dass das Risiko bei jüngeren PatientInnen für eine Krümmungszunahme größer ist als bei schon fast ausgewachsenen. Dies wird dadurch verständlich, dass in Phasen schnelleren Wirbelsäulenwachstums schon keilförmige Wirbelkörper auch weiterhin keilförmig auswachsen, weil sie seitenungleich belastet werden. Wenn kein Wachstum mehr stattfindet, ist eine solch schnelle Verschlechterung nicht mehr möglich.

3.2 Verlauf der behandelten idiopathischen Skoliose

Danielsson und Mitarbeiter haben die Spätresultate mit Korsett oder Operation behandelter Patienten mit idiopathischer Skoliose zusammengetragen.[1] Die Mehrzahl der Skoliosen (vor allem die so genannte idiopathische Adoleszentenskoliose) führt nicht zu Einschränkungen, welche ausschließlich operativ behandelt werden können. Nach Danielsson und Mitarbeitern führt die Skoliose durch

[1] Danielsson AJ, Wiklund I, Pehrsson K, Nachemson AL (2001) Health-related quality of life in patients with adolescent idiopathic scoliosis: a matched follow-up at least 20 years after treatment with brace or surgery. Eur Spine J 10:278–288

die Bewegungsbeeinträchtigung zu einer Einschränkung der Funktionsfähigkeit der Wirbelsäule. Der allgemeine Gesundheitszustand (general health) war bei operativ behandelten Skoliosepatienten und korsettversorgten Skoliosepatienten im Vergleich zu einem Kollektiv ohne Skoliose deutlich herabgesetzt, bei den operierten Skoliosepatienten gar hochsignifikant. Die Autoren fanden bei der operierten *und* bei der korsettversorgten Patientengruppe im Spätresultat ein erhöhtes Auftreten körperlicher Schmerzzustände. Dies steht im Gegensatz zu den Untersuchungen bei unbehandelter Skoliose.

Im Oswestry Disability Questionaire, einem Fragebogen zur Einschätzung der körperlichen und sozialen Einschränkungen, zeigten sich deutliche Unterschiede zwischen den untersuchten Skoliosepatienten und einer Kontrollgruppe ohne Skoliose. Beide Untersuchungsgruppen, operierte wie auch nicht operierte Skoliosenpatienten, waren im Gegensatz zur Kontrollgruppe ohne Skoliose von Ihrer Funktion her beeinträchtigt.

Operierte wie auch konservativ behandelte Skoliosepatienten hatten Beeinträchtigungen hinsichtlich ihrer sozialen Aktivitäten, und die operierten Patienten konnten vergleichsweise weniger an sportlichen Aktivitäten teilnehmen. Die Gruppe der Operierten gab auch eine verstärkte Angst vor Verletzungen an.

Die im Röntgenbild nachweisbaren Verschleißerscheinungen sind bei behandelten SkoliosepatientInnen stärker ausgeprägt als in der Kontrollgruppe ohne Skoliose, aber bei operierten und bei konservativ behandelten Skoliosepatienten gleich häufig.[1]

Unterschiede hinsichtlich der Lungenfunktion sind bei operierten und bei konservativ behandelten Patienten mit idiopathischer Adoleszentenskoliose nicht gefunden worden.

Danielsson und Mitarbeiter fordern in der Skoliosebehandlung eine bessere psychologische Unterstützung, wie sie z.B. während der stationären Intensivrehabilitation auch durch die psychologisch geleitete Korsettgruppe, die Skoliosebewältigungs- und die Schmerzbewältigungsgruppe möglich ist.

---

1 Danielsson AJ, Nachemson AL (2001) Radiologic Findings and Curve Progression 22 Years After Treatment for Adolescent Idiopathic Scoliosis. Spine 26 (5):516–552

Die beschriebenen funktionellen Beeinträchtigungen sind von jeher Zielparameter der stationären Skoliose-Intensiv-Rehabilitation (SIR). Zusätzlich fließt in die stationäre Intensivrehabilitation die Krankheitsbewältigung mit ein, welche auch den psychologischen Stressor (Deformität) verringern kann.[1]

[1] Freidel K, Petermann F, Reichel D (1999) Stationäre Intensivrehabilitation bei Skoliose. Medizinischer und psychosozialer Outcome. VZR, Bremen

4 Was muss gemessen werden?

Der betreuende Arzt benötigt bestimmte Messverfahren, um den Verlauf der Wirbelsäulenverkrümmung kontrollieren zu können. Er muss in der Frühphase abschätzen können, ob sich eine bisher nur beoachtungsbedürftige Skoliose derart verschlechtert, dass sie behandelt werden muss. Er muss bei einer behandlungsbedürftigen Skoliose unterscheiden können, ob die Krankengymnastik ausreicht oder ob eine Korsettversorgung und eine stationäre Rehabilitation erforderlich sind. Er muss bei einer korsettversorgten Skoliose feststellen, ob trotz der Versorgung eine Krümmungszunahme erfolgt und demnach eine Operation empfohlen werden muss. Aus diesem Grunde und auch wegen des nicht sicher vorhersagbaren Verlaufes sind vierteljährliche Kontrollen beim Arzt sinnvoll, in Phasen geringeren Wachstums kann man die Kontrollintervalle jedoch auch verlängern.

Der behandelnde Arzt wendet Messverfahren an, welche zu einem späteren Zeitpunkt einen Vergleich ermöglichen.

Was also muss gemessen werden?

4.1 Röntgen

Um die Diagnose einer Skoliose zu stellen, braucht der Arzt ein Röntgenbild. Es sollte zur Verlaufskontrolle möglichst eine Wirbelsäulenganzaufnahme im Stehen *(Abb. 4.1)* angefertigt werden, welche beim ersten Mal von vorne bzw. hinten

und von der Seite durchgeführt werden muss. Auf der Aufnahme von vorne kann man den Krümmungswinkel messen und erkennen, ob Rippen- oder Wirbelfehlbildungen vorliegen. Man sichert somit beispielsweise die Diagnose einer idiopathischen Skoliose oder im Falle vorliegender Wirbel- oder Rippenfehlbildungen die Diagnose einer angeborenen Skoliose. Auf der Aufnahme von der Seite erkennt man, ob in dieser Ebene Wirbelfehlbildungen vorliegen oder ob im Bereich der Brustwirbelsäule ein Hohlrücken besteht. Ein solcher Hohlrücken ist für die Prognoseerstellung von Bedeutung.
Röntgenaufnahmen dieser Art und Größe stellen natürlich eine gewisse Strahlenbelastung dar. Dennoch kann man nicht auf sie verzichten.
Röntgenaufnahmen sind immer dann erforderlich, wenn nach klinischen Messungen eine Verschlechterung zu erwarten ist oder auch zur Überprüfung einer Korsettversorgung im Röntgenbild.
Nach den ersten Aufnahmen zur Diagnosestellung ist jedoch eine Seitaufnahme in der Regel nicht mehr erforderlich. Des weiteren kann zur Einsparung der Strahlendosis eine so genannte „low dose"-Aufnahme durchgeführt werden, mit

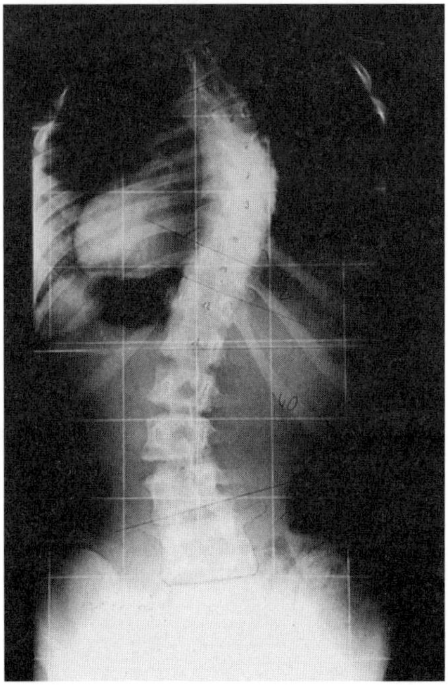

Abb. 4.1
Wirbelsäulenganzaufnahme einer Patientin mit Brustkorbskoliose von 48 Grad (nach Cobb) und einem Lendengegenbogen von 40 Grad. Im Bereich des linken Beckenkammes zeigt sich der noch offene Wachstumsspalt als Anzeichen einer noch nicht vollständigen knöchernen Ausreifung.

entsprechender Verkürzung der Belichtungszeit, sofern es nur um das Ausmessen des Krümmungswinkels geht. Leider bleibt diese Strahlen sparende Aufnahme nur PatientInnen vorbehalten, welche nicht über allzu starke Fettpölsterchen verfügen.

Der Orthopäde misst auf dem Röntgenbild den Krümmungswinkel in der Regel nach Cobb *(Abb. 4.2 und 4.3)*. Dieser Krümmungswinkel wird auch in den Folgeaufnahmen kontrolliert. Die Behandlungsrichtlinien lassen sich von der Größe dieses Winkels ableiten.

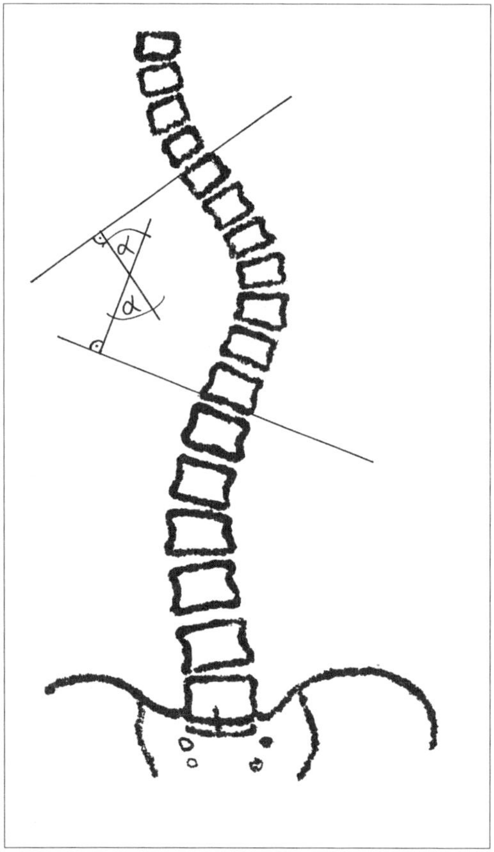

Abb. 4.2
Schematische Darstellung der Konstruktion des Krümmungswinkels. Die Deckplatte des oberen Neutralwirbels, welche in der Regel am meisten gekippt ist, wird ebenso wie die Abschlussplatte des unteren Neutralwirbels mit einer Tangente versehen. Auf diesen Tangenten werden, wie hier links im Bild, die Senkrechten ausgerichtet, welche sich zum Krümmungswinkel nach Cobb schneiden (hier mit dem Winkel α gekennzeichnet).

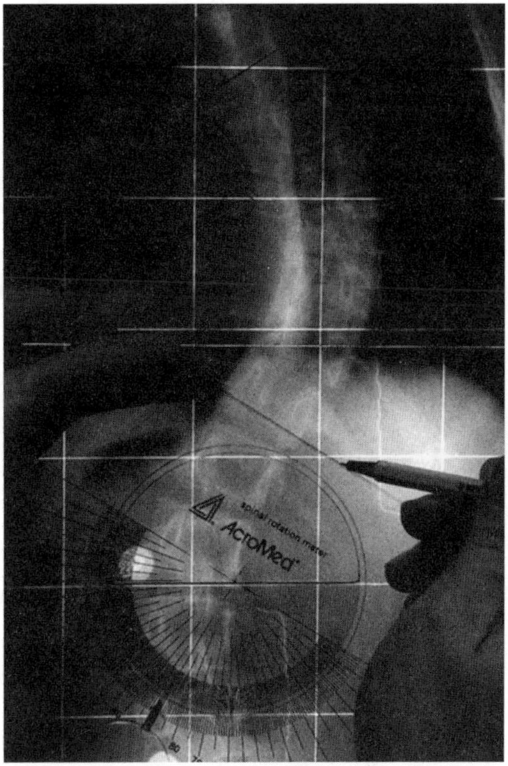

Abb. 4.3
Der Cobb-Winkel kann auch mit einem Hilfsmittel konstruiert werden, welches die Kippung der Neutralwirbel ablesen lässt.

4.2 Klinische Messverfahren

Zu den klinischen Messverfahren zählt die Ermittlung der Körpergröße im Stehen, der Sitzgröße, die Ermittlung des Körpergewichtes und auch die Ermittlung des Atemvolumens, ganz unterschiedliche Messwerte also, welche aber in der Praxisroutine nicht immer durchgeführt werden. Zusätzlich gibt es Messungen des Rippenbuckels und des Rundrückens oder des Hohlrückens mit speziellen Messvorrichtungen *(Abb. 4.4 und 4.5)*. Die genannten Messverfahren werden hauptsächlich bei Untersuchungen in Kliniken und zur Verlaufskontrolle in der Rehabilitation erhoben.
Für die Praxis sind klinische Messverfahren wichtig, welche einen direkten Vergleich der Krümmungswerte ermöglichen. Das hierbei einfachste Messverfahren

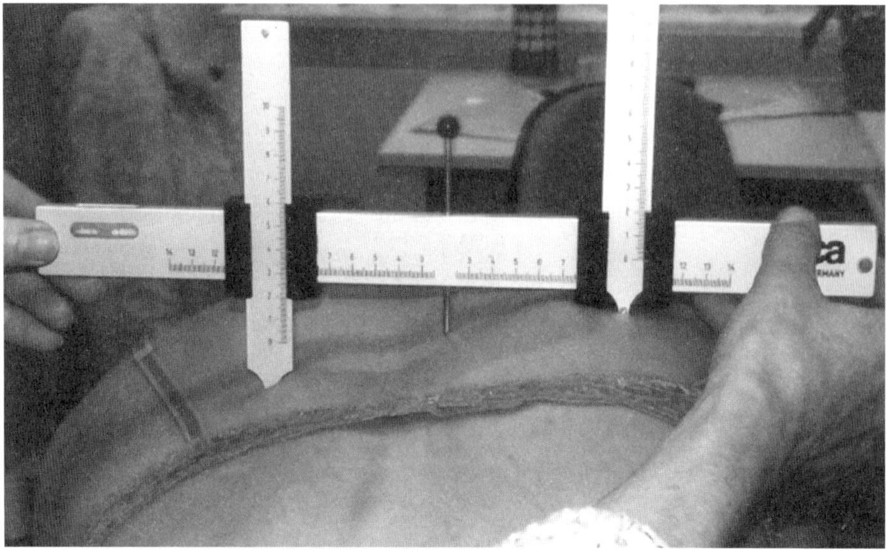

Abb. 4.4 Messung der Rippenbuckelhöhe im Vorbeugetest.

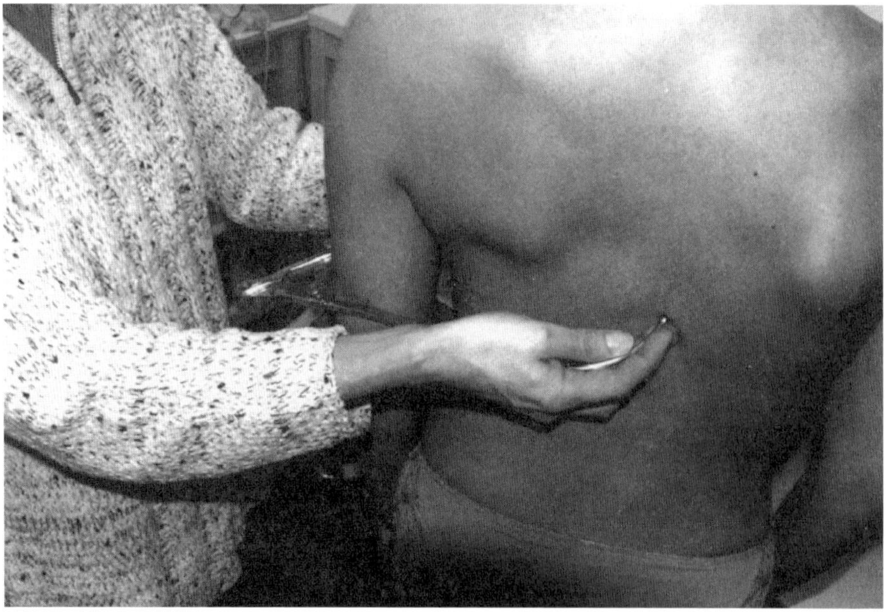

Abb. 4.5 Vermessung des Brustkorbdurchmessers mit einem Messzirkel zur Verlaufskontrolle des Flachrückens.

ist die Messung der Rumpfasymmetrie mit dem Scoliometer nach Bunnel *(Abb. 4.6)*. Dieser wurde in den USA entwickelt, hauptsächlich um für Vorsorgeuntersuchungen in der Schule ein einfaches und preiswertes Messverfahren zur Verfügung zu haben. Aber auch in der orthopädischen Praxis, welche mit Skoliosen zu tun hat, sollte dieses Messgerät nicht fehlen, da man hierdurch bei Kontrolluntersuchungen wichtige Hinweise auf eine eventuelle Krümmungsverschlechterung bekommen kann. Die Scoliometermessung wird im Vorbeugetest mit gestreckten Kniegelenken vorgenommen. Ein eventueller Beckenschiefstand muss vorher ausgeglichen werden. Solche Beinlängenunterschiede können sich bei im Wachstum befindlichen Kindern und Jugendlichen teilweise in vierteljährlichen Abständen verändern und müssen daher bei der Messung berücksichtigt werden.

Wenn die Messung mit dem Scoliometer bei jedem Praxisbesuch vom selben Arzt durchgeführt wird, ist sie sehr aussagekräftig und hat nur einen geringen Wiederholungsfehler von etwa 1 bis 1,5 Grad.

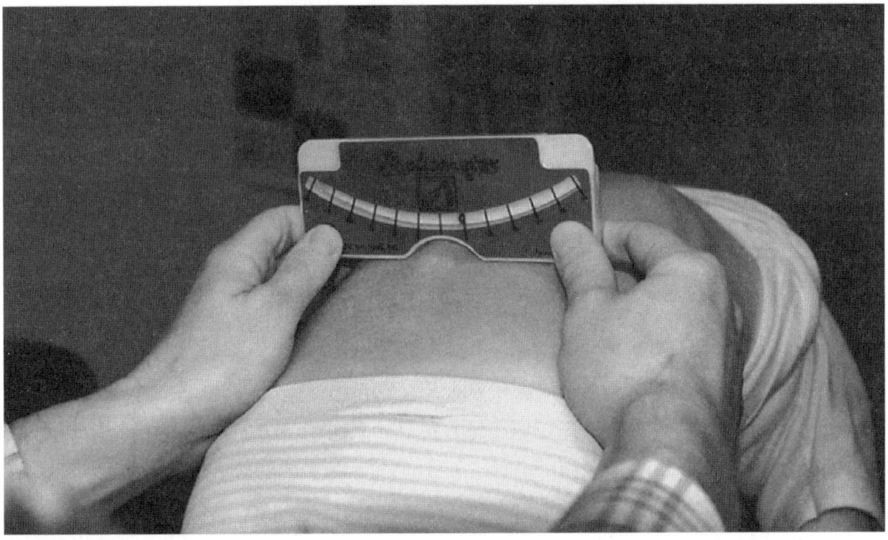

Abb. 4.6 Messung des Lendenwulstes mit dem Scoliometer nach Bunnel im Vorbeugetest.

4.3 Oberflächenvermessung

Da eine Skoliose zunächst durch eine veränderte Rückenform auffällt, ist es denkbar, diese veränderte Rückenform fototechnisch aufzunehmen und nach Möglichkeit mit einem Computer auszuwerten. Oberflächenvermessungssysteme finden mittlerweile immer weitere Verbreitung. Es ist mit einem solchen Vermessungssystem nicht nur möglich, die Rückenform im Computer zu speichern und das Computerbild auszudrucken, sondern auch automatisch eine Vielzahl von Messdaten zu ermitteln und für einen späteren Vergleich verfügbar zu machen.

Früher wurden Skoliosekinder im Jahr etwa viermal geröngt, was zu einer hohen Strahlenbelastung geführt hat. Mit der Verfügbarkeit der Oberflächenvermessungsverfahren bietet sich nun die Chance, so lange auf eine Röntgenuntersuchung zu verzichten, wie eine Verschlechterung nicht nachgewiesen werden kann. Hierdurch lassen sich Strahlendosen einsparen, in der Hoffnung, das bei Skoliosepatienten nachgewiesenermaßen erhöhte Risiko durch die wiederholte Röntgenstrahlenbelastung zu senken.
Für die Verlaufskontrolle von Wirbelsäulenverkrümmungen bieten sich verschiedene Messverfahren an. Aus England kommen das QUANTEC- und das ISIS-System, welche extra für die Verlaufskontrolle von Skoliosen konzipiert worden sind. Da diese Messinstrumente nicht in der Lage sind, die Skoliose ohne das Aufkleben von Markierungspflastern zu berechnen, haben sie eine erhöhte Messungenauigkeit gegenüber vollkommen automatisierten Geräten wie dem FORMETRIC-System, welches in Deutschland entwickelt worden ist.

Das FORMETRIC-System erkennt die Rückenoberfläche automatisch und errechnet aus den ermittelten Koordinaten die Krümmung. Es stellt auch eine große Anzahl an Messdaten automatisch zur Verfügung *(Abb. 4.7 a und b)*. Nicht nur die Seitverbiegung der Wirbelsäule kann erfasst werden, sondern auch Rundrücken und Hohlkreuz. (Dies ermöglicht auch Verlaufskontrollen von Haltungsstörungen und Kyphosen).

Somit ist das FORMETRIC-System als einziges Oberflächenmessinstrument genau genug, um zumindest zeitweise an die Stelle von Röntgenaufnahmen zu treten. Für den Fall einer Befundverschlechterung ist allerdings eine Röntgenkontrolle unerlässlich ebenso wie für die Kontrolle einer Korsettversorgung.

Leider kann das Oberflächenvermessungsverfahren noch nicht über die Krankenkassen abgerechnet werden. Die Internationale Gesellschaft für Oberflächenvermessung (ISOSS) bemüht sich jedoch derzeit darum, von den Kassen eine Abrechnungsgenehmigung für dieses Verfahren zu erlangen, welches schnell und ohne Strahlenbelastung wertvolle Informationen liefert.

Abb. 4.7 a und b (nächste Seite)
a: Ausdruck des Deckblattes einer Oberflächenvermessung mit dem Formetric-System. Rechts oben sind die Profil-Linien erkennbar, welche das Ausmaß der Wirbelsäulenverkrümmung bildlich darstellen. Links findet man eine große Reihe von Messwerten, welche der Verlaufskontrolle dienen.
b: Im unteren Bereich findet sich links die Seitabweichung des errechneten Wirbelsäulenverlaufes in mm, in der Mitte das errechnete Wirbelsäulenprofil von der Seite und rechts der errechnete Verlauf der Oberflächenverdrehung.

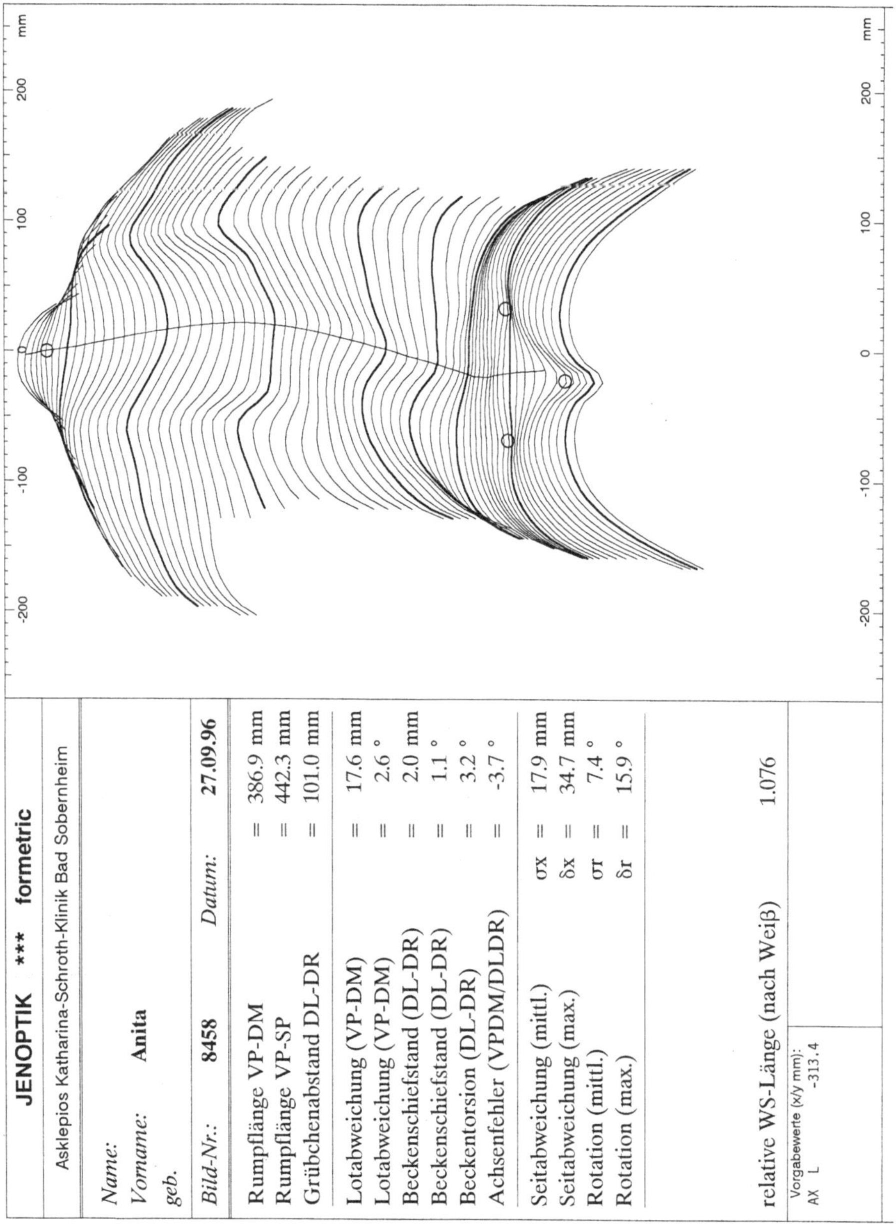
JENOPTIK *** formetric
Asklepios Katharina-Schroth-Klinik Bad Sobernheim
Name:
Vorname: Anita
geb.
Bild-Nr.: 8458
Datum: 27.09.96
Rumpflänge VP-DM = 386.9 mm
Rumpflänge VP-SP = 442.3 mm
Grübchenabstand DL-DR = 101.0 mm
Lotabweichung (VP-DM) = 17.6 mm
Lotabweichung (VP-DM) = 2.6 °
Beckenschiefstand (DL-DR) = 2.0 mm
Beckenschiefstand (DL-DR) = 1.1 °
Beckentorsion (DL-DR) = 3.2 °
Achsenfehler (VPDM/DLDR) = -3.7 °
Seitabweichung (mittl.) σx = 17.9 mm
Seitabweichung (max.) δx = 34.7 mm
Rotation (mittl.) σr = 7.4 °
Rotation (max.) δr = 15.9 °
relative WS-Länge (nach Weiß) 1.076
Vorgabewerte (x/y mm):
AX L -313.4
mm
200
100
0
-100
-200

Abb. 4.7 a

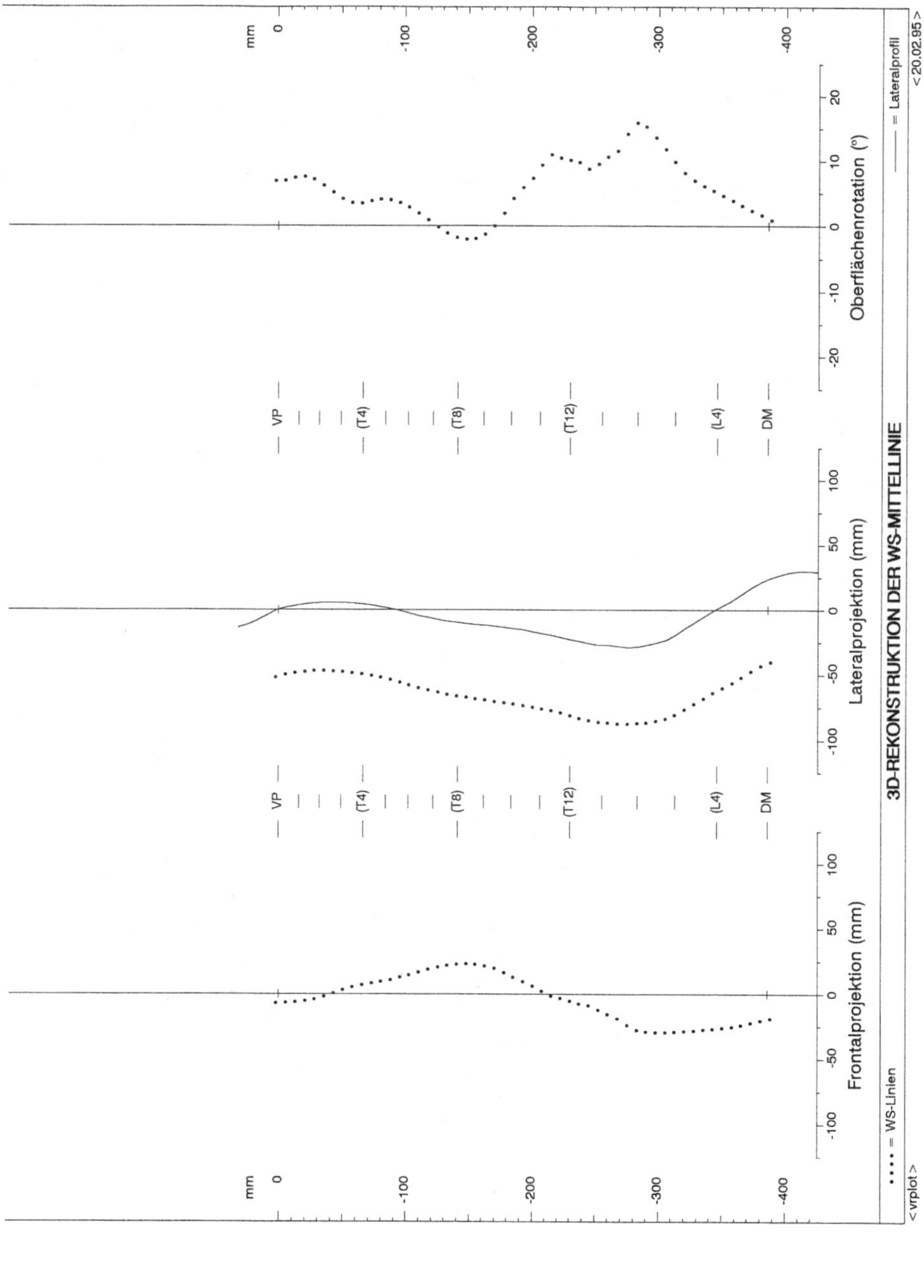
3D-REKONSTRUKTION DER WS-MITTELLINIE
Frontalprojektion (mm)
Lateralprojektion (mm)
Oberflächenrotation (°)
mm
0
-100
-200
-300
-400
VP
(T4)
(T8)
(T12)
(L4)
DM
-100
-50
0
50
100
-20
-10
0
10
20
•••• = WS-Linien
—— = Lateralprofil
<vrplot>
<20.02.95>

Abb. 4.7 b

5 Behandlung

Worin besteht nun die Behandlung der Skoliose und warum muss eine solche Behandlung überhaupt durchgeführt werden?
Die Behandlung dient bei kleineren Krümmungen in erster Linie dazu, diese nicht größer werden zu lassen, und bei größeren Krümmungen dazu, die Folgen einer Skoliose zu mildern. Für den Fall der Operation sollen Erscheinungsbild und Funktionsmöglichkeiten der PatientInnen verbessert und weiteren Befundverschlechterungen vorgebeugt werden. Sicherlich können im Einzelfall auch Feldenkrais, Eutonie, Osteopathie, Qi Gong, Yoga oder Akupressur angenehm erscheinen. Als Begleitmaßnahmen sind die genannten Verfahren für einzelne PatientInnen vielleicht zu gebrauchen, zumal einige dieser Methoden ja auch das subjektive Befinden verbessern. All diese Maßnahmen dürfen jedoch nicht dazu führen, dass die im Folgenden genannten wirksamen Behandlungsstrategien verhindert werden.

5.1 Die krankengymnastische Behandlung

Gerade in Deutschland ist die Geschichte der krankengymnastischen Skoliosebehandlung schon recht lang. Schon am Anfang des 19. Jahrhunderts wurden an verschiedenen Stellen in Deutschland Institute eröffnet, welche unter stationären Bedingungen eine Haltungsverbesserung der ihnen anvertrauten PatientInnen zum Ziel hatten. Schon vor der Wende zum 20. Jahrhundert kamen in Deutschland eine Vielzahl von Apparaten in der Skoliosebehandlung zur Anwendung, welche den Rippenbuckel abflachen oder die Rumpfmuskulatur stärken sollten. Zu Beginn dieses Jahrhunderts wurde unter anderem die Skoliose durch das so genannte „KLAPP'sche Kriechen" bekämpft, während ab 1921 mit der Einführung der „Dreidimensionalen Skoliosebehandlung nach Katharina SCHROTH" erstmals der bislang rein mechanische Behandlungsansatz zugunsten einer mehr ganzheitlich orientierten Behandlung verlassen wurde.[1, 2] Im letzten Jahrhundert sind mehrere krankengymnastische Verfahren zur Behandlung der Skoliose beschrieben worden, welche heutzutage größtenteils kaum noch gelehrt werden und somit auch kaum noch weitere Verbreitung finden. Wissenschaftlich untersucht ist die dreidimensionale Skoliosebehandlung nach Katharina SCHROTH neben der entwicklungskinesiologischen Behandlung nach VOJTA.

Ist man bei der Behandlung nach VOJTA *(Abb. 5.1)* auf einen Therapeuten angewiesen, so steht bei der dreidimensionalen Skoliosebehandlung nach Katharina SCHROTH *(Abb. 5.2 a und b)* die Hilfe zur Selbsthilfe im Vordergrund, und somit empfiehlt sich die Behandlungsmethode nach VOJTA eher für Patien-

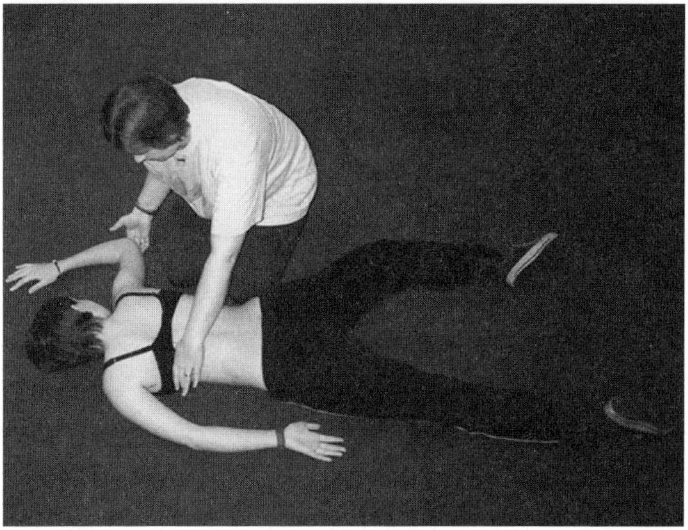

Abb. 5.1 Übung zur Bahnung des so genannten Reflex-Kriechens aus dem Übungsprogramm nach Vojta

---

[1] Lehnert-Schroth Ch (2000) Dreidimensionale Skoliosebehandlung, 6. Aufl., Urban und Fischer

[2] Weiß HR, Rigo M (2001) Befundgerechte Physiotherapie bei Skoliose, Pflaum Verlag

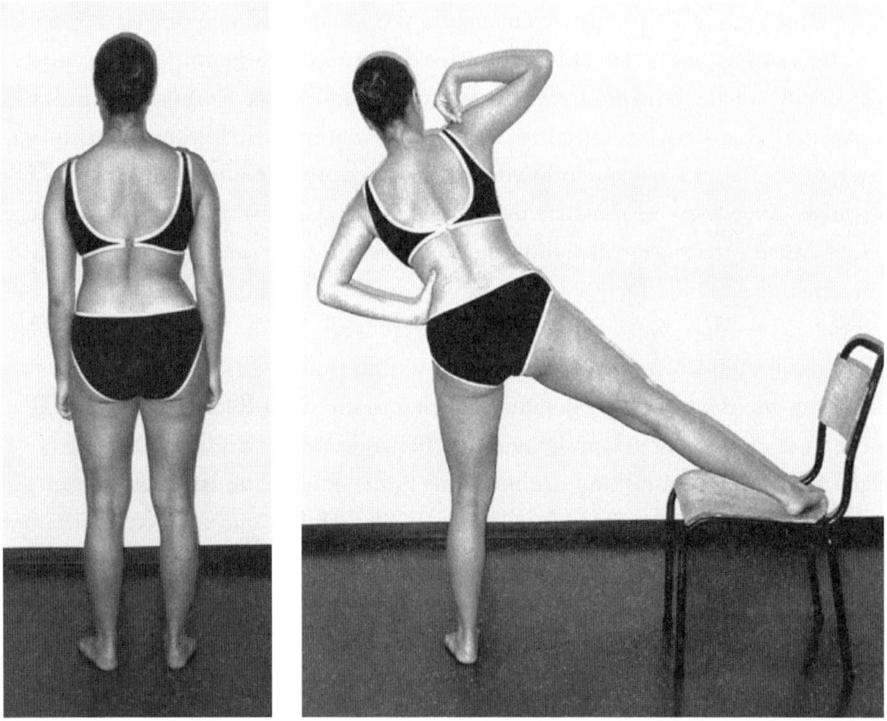

Abb. 5.2 a und b
a / links: Skoliosepatientin mit rechts herausstehender Hüfte, links ausladender Lendenkrümmung und Rechtsausbiegung im Brustkorbbereich in Ruhehaltung.
b / rechts: Übung aus dem Programm der Dreidimensionalen Skoliosebehandlung nach Katharina-Schroth. Hierbei wird deutlich, wie sich die Taille rebalanciert und sich auch der geringe Rippenbuckel unter Zuhilfenahme der Atmung während der Übung verkleinert.

tInnen mit kleineren Verbiegungen und im jüngeren Lebensalter, während die Skoliosebehandlung nach K. SCHROTH nach dem 10. Lebensjahr und auch für erwachsene PatientInnen die größere Rolle spielt.
Im Ausland existieren auch andere Spezialmethoden zur krankengymnastischen Skoliosebehandlung. Die Anwendung allgemeiner Behandlungsverfahren, welche nicht speziell auf die Skoliose ausgerichtet sind, verbietet sich jedoch angesichts der mittlerweile gewonnenen Erkenntnisse über die Wirksamkeit der Spezialmethoden.

Die Wirksamkeit intensiver krankengymnastischer Maßnahmen ist bereits in einigen Studien beschrieben worden. Aus diesen Studien kann geschlossen werden, dass Skoliosen in bestimmten Fällen durch Krankengymnastik korrigiert werden können, dass Korsettbehandlungen aufgeschoben werden können und dass die Korsettversorgung sich wesentlich durch eine krankengymnastische Behandlung erleichtern lässt.

5.2 Die Skoliose-Rehabilitation

Das Aufgabenfeld der Skolioserehabilitation ist recht weitläufig. Die Rehabilitation bei Kindern und Jugendlichen mit Skoliose ruht auf drei Grundpfeilern:

- Physiotherapeutische Behandlung mit hoher Reizdichte im Sinne einer speziell auf die Skoliose ausgerichteten Rückenschule. Diese hat das Ziel, das Haltungsempfinden zu fördern, so dass im Alltag krümmungsförderndes Verhalten vermieden werden kann *(Abb.5.3 a und b)*. Die krankengymnastische Krümmungsaufrichtung kann bei ausreichender Übungsintensität auch durch apparative Maßnahmen unterstützt werden *(Abb. 5.4 und 5.5)*.

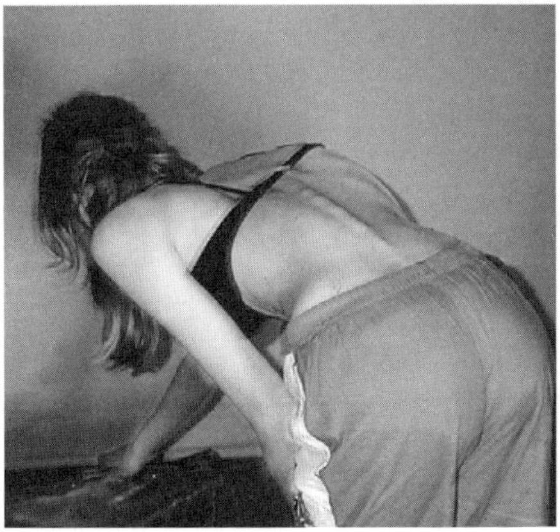

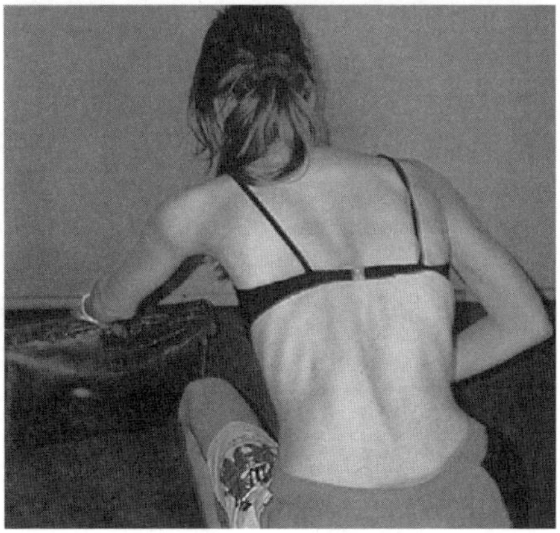

Abb. 5.3 a und b
a / links: Eine Patientin hebt eine Schultasche so, dass ihr Rippenbuckel weiter hervortritt.
b / rechts: Heben mit der linken Seite verringert den Rippenbuckel bei Spannungsverstärkung der dort gelegenen Muskulatur.

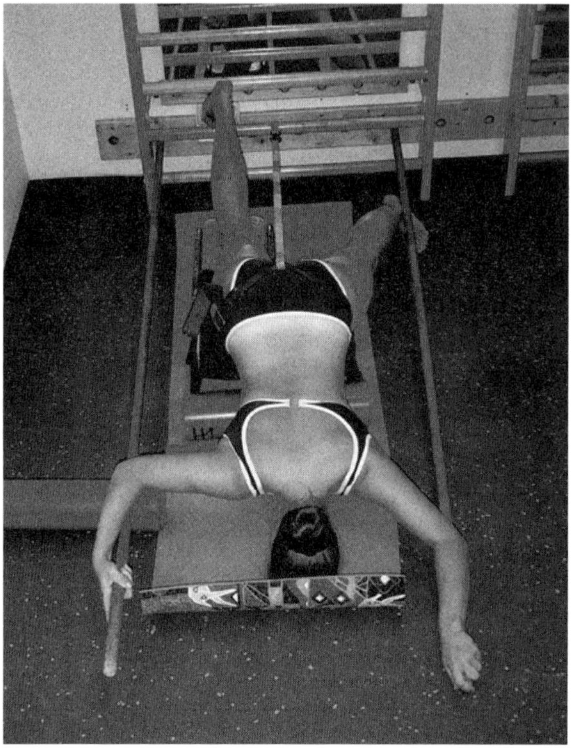

Abb. 5.4
Durch eine Vielzahl von apparativen Hilfsmitteln lässt sich der Korrekturaufbau optimieren und damit das optimale krankengymnastisch erreichbare Korrekturergebnis erspüren, als Ausgangspunkt für das gefühlsmäßige Vermeiden krümmungsfördernder Haltungen im Alltag.

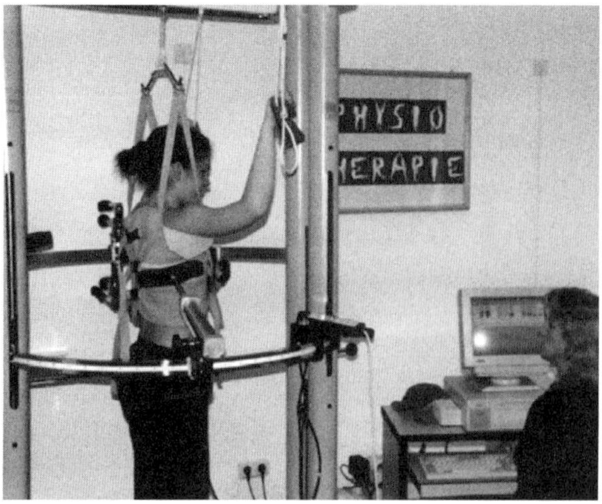

Abb. 5.5
Apparative computergestützte Krümmungsaufrichtung mit dem FED-System. Die Anwendung dieses Systems bleibt allerdings der spezialisierten Klinik vorbehalten, zumal im Rahmen der Behandlung auch intensiv krankengymnastisch stabilisiert werden muss. Die Behandlung mit diesem System kann jedoch eine Hilfe zum Erspüren der Krümmungskorrekturen sein, ebenso eine Hilfe bei der Korsettanschulung.

- ▷ Schulung der Begleitpersonen im Umgang mit der chronischen Beeinträchtigung, so dass eine Unterstützung des betroffenen Kindes und die Realisierung der Behandlungsziele möglich werden.
- ▷ Korsettversorgung bei ungünstiger Prognose im Wachstumsalter entsprechend den gängigen Indikationsrichtlinien.
- ▷ Von psychologischer Seite her sollen Strategien zur „Krankheitsbewältigung" geschult werden. Der Austausch unter gleichartig Betroffenen ist zudem von wesentlichem Wert. Kinder und Erwachsene mit Skoliosen können sich z.B. während einer Rehabilitationsphase in einer spezialisierten Klinik als „Insider" erfahren. Durch das Erleben von Fähigkeiten in den Bereichen Hobby und Schule und durch den Umgang mit der Skoliose in der Gruppe unter gleichartig Betroffenen entsteht ein Schutzfaktor, welcher die betroffenen PatientInnen auch noch nach einer stationären Behandlung im Alltag stärkt *(Abb. 5.6)*.

Bei erwachsenen SkoliosepatientInnen spielt die Schmerzbekämpfung und die Behandlung von Funktionseinschränkungen im Herz-Lungen-Bereich neben dem Aufhalten einer Krümmungszunahme die größere Rolle.

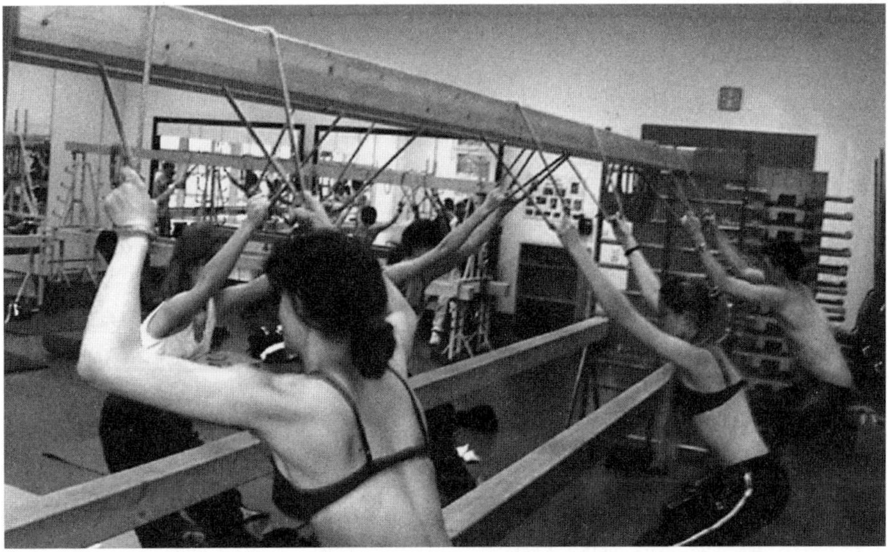

Abb. 5.6 Gruppenbehandlung im Rahmen der stationären Rehabilitation

Die Wirksamkeit einer stationären Skolioserehabilitation unter Intensivbedingungen ist belegt. Wir wissen, dass sich während der stationären Behandlung die Wirbelsäule aufrichten lässt. Offensichtlich lassen sich auch Herz-Kreislauf-Funktion und Atemfunktion durch eine oder wiederholte stationäre Behandlungen verbessern. Das Atemvolumen lässt sich nur durch die zielgerichtete Krankengymnastik, nicht aber durch allgemeine sportliche Aktivitäten wesentlich beeinflussen.
Studien mit z.T. mehr als als 1000 nachuntersuchten PatientInnen konnten belegen, dass sich die Atemwerte durch eine solche stationäre Behandlung verbessern. Ebenso lassen sich die Zeichen einer Rechtsherzbelastung, wie sie im EKG gemessen werden können, durch ein solches Vorgehen reduzieren. Es wurde fernerhin ermittelt, dass durch eine mehrwöchige stationäre intensive Rehabilitation eine ökonomischere Muskelarbeit möglich wird.
Schließlich ist die psychische Situation der behandelten PatientInnen durch die Rehabilitation positiv zu beeinflussen.[1]
Die stationäre Behandlung hat jedoch nicht nur einen günstigen Einfluss auf das Krümmungsverhalten und die Leistungsfähigkeit der PatientInnen. Sie wirkt zudem schmerzlindernd.
Aktuell ist eine wissenschaftliche Untersuchung, welche die Ergebnisse der nichtoperativen Skoliosebehandlung in Irland, in den USA und in Deutschland vergleicht, wobei die Operationsquote zum Gruppenvergleich ausgewertet wurde.[2] Bei der unbehandelten Patientengruppe mit idiopathischer Skoliose aus Irland ergab sich eine Operationsquote von mehr als 28%, bei der in den USA mit dem veralteten Milwaukee-Korsett versorgten Patientengruppe von etwa 23% und bei der Untersuchungsgruppe aus Deutschland mit idiopathischer Adoleszentenskoliose und konservativer Behandlung unter Einschluss der stationären Intensivrehabilitation von knapp über 7%. Dieses Ergebnis spricht dafür, die Bemühungen um die Qualitätssicherung in der nichtoperativen Sko-

---

1 Freidel K, Petermann F, Reichel D (1999) Stationäre Intensivrehabilitation bei Skoliose. Medizinischer und psychosozialer Outcome. VZR, Bremen

2 Weiß HR, Weiß G, Schaar HJ (2003) Incedence of surgery in conservatively treated patients with scoliosis. pediatr Rehabil, 6: 111–118

liosebehandlung weltweit zu erhöhen und zu einem einheitlichen Versorgungsstandard auch hinsichtlich der Korsettbehandlung zu gelangen.
Da die im Rahmen der stationären Intensivrehabilitation erlernten Korrekturhaltungen nicht ganztags aufrecht erhalten werden können, erscheint es sinnvoll, die Verbindung zwischen Übung und Alltagsruhehaltung einzuüben. Die Beantwortung der Fragestellung „Welches ist meine richtige entspannte Sitzhaltung? Welches ist meine richtige Liegeposition? Wie lehne ich mich im Stand am besten an?“ kann nur durch Analyse des individuellen Befundes erfolgen.
Bei einbogigen Krümmungsmustern ist die Vorgehensweise recht einfach. In diesen Fällen ist nur darauf zu achten, dass in den Ruhepositionen Haltungen eingeübt werden, welche die Hauptkrümmung öffnen, während die Nebenkrümmungen in diesen Fällen eher vernachlässigbar erscheinen. Bei doppelbogigen Krümmungsmustern hingegen müssen beide Hauptkrümmungen auch in der Ruheposition Berücksichtigung finden, weshalb hier eine längere Einübungszeit notwendig ist *(Abb. 5.7 a, b, c und 5.7 d).*

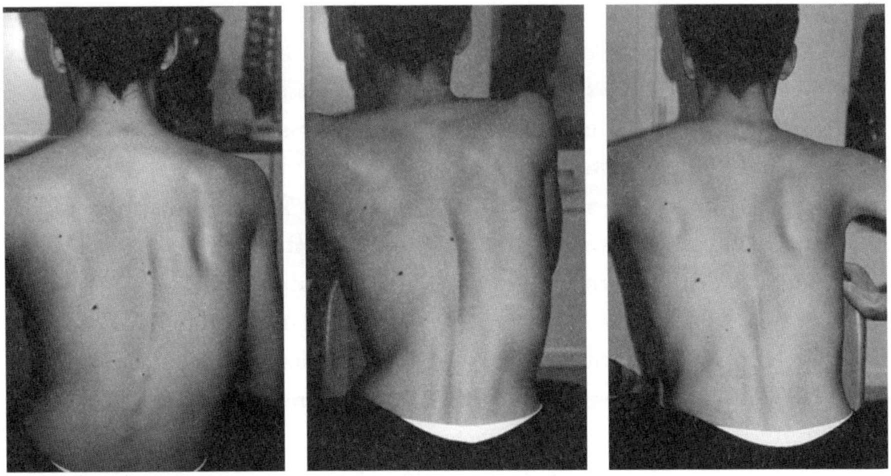

Abb. 5.7 a, b und c
a / links: Patient mit thorakal rechtskonvexer Skoliose auf der rechten Beckenhälfte sitzend.
b / Mitte: Mittige Sitzposition
c / rechts: Bei Sitzposition auf der Beckenhälfte der thorakalen Konkavseite deutliche Aufrichtung des Rippenbuckels, hier zusätzlich mit Durchführung der Übung „Schultergegenzugs“

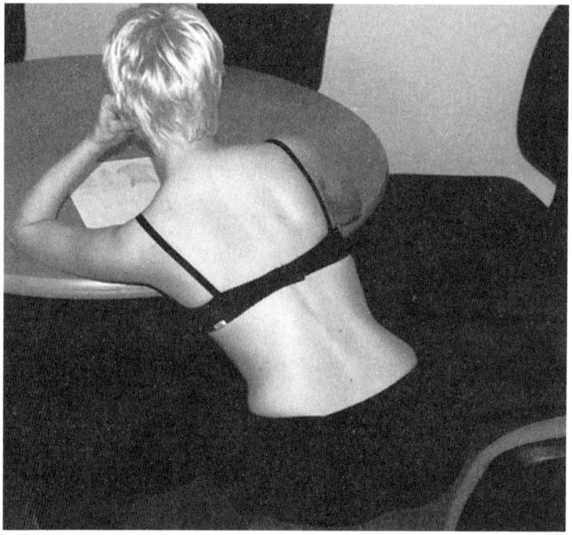

Abb. 5.7 d
Patientin mit doppelbogiger Krümmung in ihrer Ruhehaltung. Für dieses Krümmungsmuster ist die Absenkung der thorakal konvexseitigen Beckenhälfte, wie bereits oben beschrieben, besonders wichtig, da ansonsten die Lumbalverbiegung durch Einnahme dieses Sitzes verstärkt werden kann.

Innerhalb der letzten sieben Jahre hat sich die stationäre Skolioseintensivrehabilitation von einer krankengymnastischen Intensivbehandlung zu einem komplexen Schulungsprogramm entwickelt. Inhalt dieses Schulungsprogrammes ist neben der 5–6stündigen Physiotherapie die ausführliche von spezialisierten Ärzten, Psychologen und Physiotherapeuten durchgeführte Patientenschulung und auch die psychosoziale Betreuung. Die Wirksamkeit der durchgeführten Maßnahmen wurde bereits wissenschaftlich untersucht.
In der Studie von Freidel und Mitarbeitern (s. a. S. 58) wurde geprüft, ob die Skolioseerkrankung die psychosoziale Situation der Patienten beeinträchtigt und welche der untersuchten Variablen sich nach der Rehabilitation verändert haben. Aus den Ergebnissen ist zu folgern, dass Skoliose ein Risikofaktor für psychosoziale Beeinträchtigungen ist (verringertes Wohlbefinden, verringerte Lebensqualität). Hier sind die Ergebnisse eindeutig: Die Einschränkung gilt für alle Altersgruppen. Die Verbesserungen der psychosozialen Parameter waren bei den über 21jährigen PatientInnen am deutlichsten und blieben auch bis zum Nachuntersuchungszeitpunkt zwei Monate nach Abschluss der Rehabilitation stabil.
Leider können aber nicht alle Wirbelsäulenverbiegungen in ihrer Krümmungszunahme aufgehalten werden, so dass in vielen Fällen zusätzlich eine Korsettbehandlung notwendig wird.

5.3 Die Korsettversorgung

Die Wirksamkeit einer Korsettversorgung *(Abb. 5.8 a und b)* ist durch eine Vielzahl von Untersuchungen ebenfalls belegt. Die Korsettversorgung ist somit eine effektive, aber auch aufwändige Behandlung, welche sorgfältig geplant und durchgeführt werden muss. Bei der Herstellung von Korsetten ist die Erfahrung des Orthopädietechnikers von entscheidender Bedeutung, bei der Korsettabnahme natürlich die Erfahrung des behandelnden Arztes. Aus diesem Grunde sollte eine solche Behandlung nur einem Behandlungsteam vorbehalten bleiben,

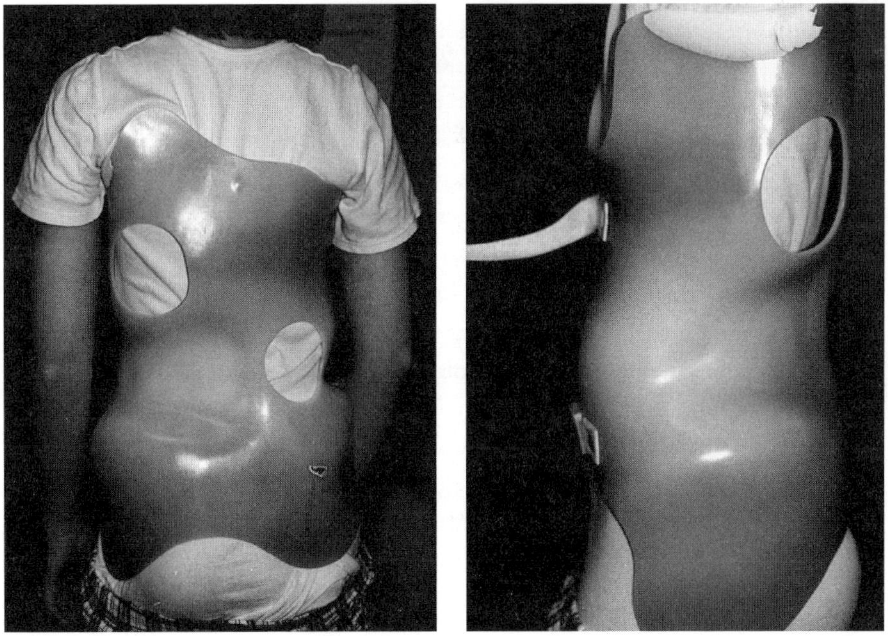

Abb. 5.8 a und b
a / links: Ansicht eines Chêneau-Korsetts von hinten. Der links gelegene Lendenwulst und der rechts gelegene Rippenbuckel werden durch Druckzonen soweit wie möglich korrigiert. Wichtig ist auch links oben im Achselbereich der Gegenhalt, ohne den eine Brustkorbkrümmung nicht ausreichend korrigiert werden kann. Die Druckzonen liegen sich nicht gegenüber. Gegenüber den Druckzonen befinden sich lediglich Öffnungszonen, damit der Rumpf nicht zusammengequetscht wird.
b / rechts: Dasselbe Korsett in Seitansicht. Erkennbar ist auch von der Seite, dass auf Höhe der Druckzonen vorne wie hinten Dehnungszonen vorgesehen sind, damit ein Quetscheffekt und damit der schmerzhafte Pelottendruck sicher vermieden werden kann.

welches im Jahr mindestens 40 SkoliosepatientInnen versorgt. Es besteht eine Abhängigkeit des Endresultats vom Korrektureffekt, aber auch von der Tragezeit. Für den guten Korrektureffekt müssen Mechaniker und Arzt sorgen, für die gute Tragezeit die PatientInnen selbst.
Eine Korsettversorgung ist dann erforderlich, wenn zu befürchten ist, dass krankengymnastische Maßnahmen allein nicht ausreichend sind. Dies können wir in folgenden Fällen annehmen:

- Der Krümmungswinkel beträgt vor Auftreten von körperlichen Reifezeichen bereits 20 Grad. Es ist zwar bekannt, dass sich bei 8 bis 10% der SkoliosepatientInnen Wirbelsäulenverbiegungen spontan zurückbilden können. Dies betrifft jedoch nur geringere Krümmungen unter 20 Grad bei noch nicht ausgereiften Kindern. Ab 20 Grad Krümmung muss man leider annehmen, dass eine Skoliose einen ungünstigen Verlauf nimmt, wenn die Betroffenen in den Hauptwachstumsschub eintreten. Während dieses Lebensabschnittes können sich zum Teil drastische Verschlechterungen einer Wirbelsäulenverbiegung ergeben (mehr als 20 Grad pro Jahr), sodass wachstumslenkende Maßnahmen notwendig werden. Nicht selten kann die Verbiegung in diesem Alter bei noch relativ geringen Krümmungen (20–30 Grad) vollständig korrigiert oder gar überkorrigiert werden, sodass bei regelrechtem Tragen einer gut gebauten Orthese nach Abschulung deutliche Korrekturen oder gar in seltenen Fällen vollständige Krümmungsaufrichtungen möglich sind. Mit anderen Worten: Es besteht manchmal die Chance, den ohne Korsett krümmungsverstärkenden Wachstumsschub zur Krümmungsaufrichtung zu nutzen. Nach Auftreten der Regelblutung und des Stimmbruchs ist der Gipfel der Wachstumsgeschwindigkeit in der Regel überschritten, sodass dann nicht mehr mit einer dauerhaften Krümmungsaufrichtung gerechnet werden kann.
- Eine Krümmung von mehr als 20 Grad verschlechtert sich noch nach Auftreten der Reifezeichen um mehr als fünf Grad. Auch dann ist die Skoliose als fortschreitend einzustufen, sodass zur Sicherung der weiteren Wachstumserwartung eine Korsettversorgung indiziert ist.
- Bis ein Jahr nach Auftreten der Regelblutung ist eine Korsetterstversorgung sinnvoll, wenn der Krümmungswinkel mehr als 30 Grad beträgt. Bei verzögerter Knochenreife und Krümmungen über 40 Grad ist dies oft auch noch bis zum Abschluss des zweiten Jahres nach Auftreten der Regelblutung sinnvoll.

Bisher wurde angenommen, dass Korsette nur bis zu einem Krümmungswinkel von 40 Grad wirksam sein können. Aber auch jenseits dieser Grenze gibt es günstige Verläufe unter Korsettbehandlung. Vor allem vor dem Hintergrund, dass für die idiopathische Adoleszentenskoliose (Erstbeobachtung im Alter zwischen 10 und 14 Jahren) lediglich eine relative Operationsnotwendigkeit besteht (eigentlich nur bei stärkeren psychischen Problemen wegen der kosmetischen Veränderung), gewinnt die Korsettversorgung auch bei größeren Krümmungen an Bedeutung. Es hat sich gezeigt, dass sowohl bei PatientInnen mit idiopathischer Adoleszentenskoliose als auch bei der spät aufgetretenen Skoliose unbekannter Ursache kein erhöhtes Risiko besteht, an schweren Herz-Lungen-Problemen zu erkranken, zumal ein Krümmungsausmaß von 80 bis 90 Grad fast nie erreicht wird. Erst jenseits dieser Grenze werden ernste Probleme aufgrund von Lungenfunktionseinschränkungen erwartet. Ferner wird angegeben, dass bei spät aufgetretener Skoliose (im Alter zwischen dem 10. und 14. Lebensjahr) im Vergleich zu einem nicht von der Skoliose betroffenen Kontrollkollektiv im Erwachsenenalter keine wesentlich vermehrte Schmerzanfälligkeit besteht. Aus diesem Grunde ist eine Operation in dieser Gruppe nur dann notwendig, wenn die Wirbelsäulenverkrümmung einen immensen Leidensdruck verursacht.

Die Korsettversorgung von Skoliosepatienten ist eine verantwortungsvolle Aufgabe des spezialisierten Orthopäden und Orthopädietechnikers, die bei sachgerechter Anwendung in der Regel nicht nur eine weitere Rumpfverformung verhindern kann, sondern bei verbliebenem Restwachstum auch deutliche kosmetische Verbesserungen ermöglicht. Solche Verbesserungen sind allerdings nur dann zu erzielen, wenn der dreidimensionalen Rumpfverformung bei einer Skoliose in optimaler Weise Rechnung getragen wird.

Viele Behandlungskonzepte mit Rumpforthesen werden heutzutage verfolgt, die meisten nur mit geringem bis mäßigem Behandlungserfolg. Orthopädietechniker, die in der Korsettversorgung gute Korrektureffekte ermöglichen, gibt es nicht überall.

Behandlungsteams mit überdurchschnittlichen Endergebnissen versuchten bislang, mit ihren Korsetten einen optimalen Korrektureffekt im Röntgenbild zu erzielen und gleichzeitig ihre Patienten so zu schulen, dass diese das Korsett während des Wachstumsschubes auch möglichst ganztags tragen können. Den guten röntgenologischen Ergebnissen standen aber nicht immer kosmetisch

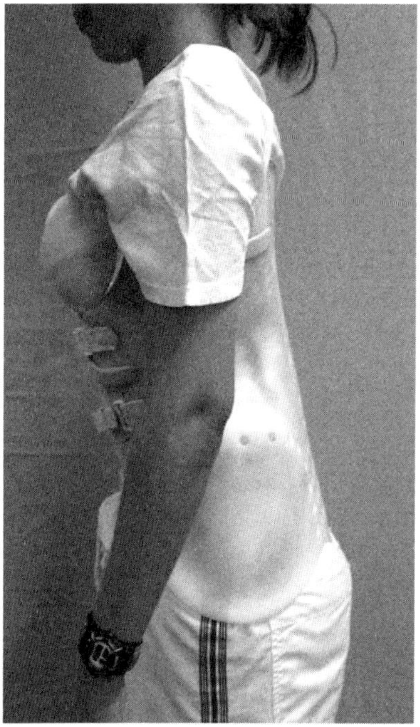

Abb. 5.9 Seitansicht eines Korsetts, das den „Flachrücken" fördert. Die normalen Wirbelsäulenschwingungen werden durch das Korsett verhindert. Es entsteht eine Einsteifung in Steilstellung.

günstige Resultate gegenüber! War im Röntgenbild auch die Krümmung nach Behandlungsabschluss deutlich korrigiert, so war oftmals der Rippenbuckel trotzdem noch deutlich zu erkennen, bei manchen Korsetten zeigt sich gar ein kosmetisch störender und stocksteifer Flachrücken (Abb. 5.9).

Das Röntgenbild bildet die Wirbelsäule eben nur in einer Ebene ab, während es sich bei der Skoliose ja eigentlich um eine dreidimensionale Deformität mit Seitverbiegung und Verdrehung handelt. Grade auch weil das Röntgenbild bei der Bewertung unterschiedlicher Behandlungsstrategien bislang derart im Vordergrund stand, hat auch die nichtoperative Skoliosebehandlung mit dem Boston Korsett regelmäßig zu der Bildung eines Flachrückens beigetragen. Aber nicht nur das Bostonkorsett führt regelmäßig zu einer Flachrückenbildung, auch deutsche Behandlungskonzepte, die aus der Chêneau-Korsettversorgung abgeleitet worden sind, verursachen diese funktionelle Störung, obwohl die Krümmung im Röntgenbild bei solchen Korsetten mitunter gut korrigiert erscheint (Abb. 5.10 a, b).

Da es nicht Ziel der Korsettversorgung sein kann, das Röntgenbild aufzurichten und den Patienten mit einem eingesteiften Flachrücken nach Hause zu entlassen, hat Rigo die Original Cheneau-Korsettversorgung weiter entwickelt (Abb. 5.11 a, b).

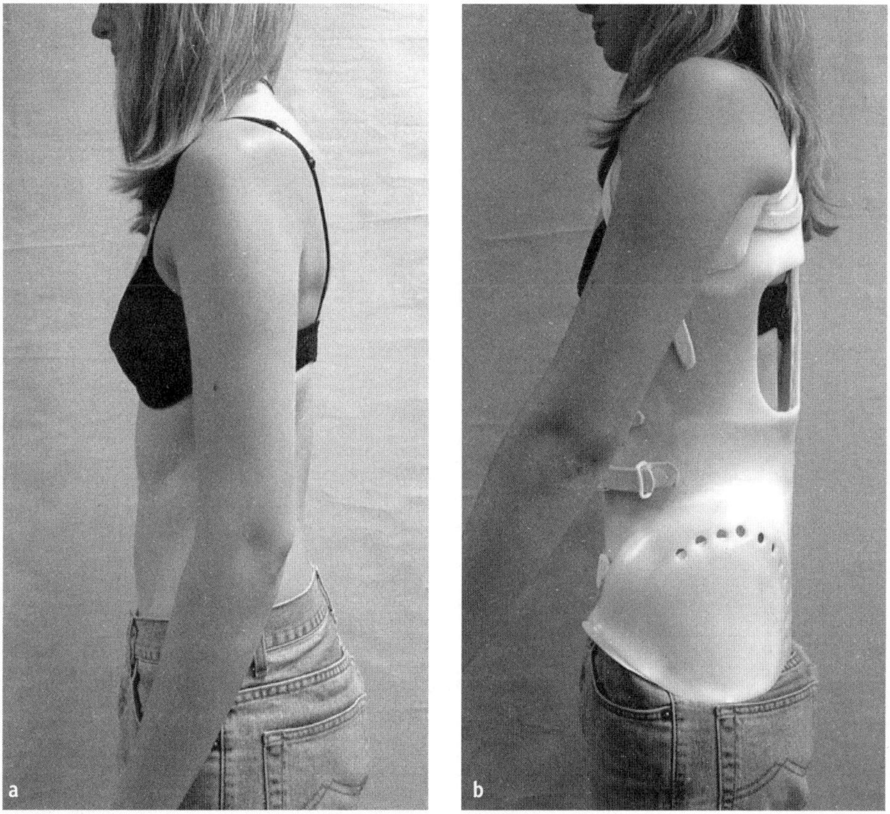

Abb. 5.10 a, b Patientin mit „Flachrücken". Im Bereich des Bikiniverschlusses ist gar eine „Aushöhlung" der Wirbelsäule zu erkennen, die durch das Korsett gefördert wird.

Mittlerweile ist nachgewiesen, dass die besten kosmetischen Ergebnisse erzielt werden, wenn bei guter Tragezeit eine Krümmungskorrektur von mehr als 30%, zusätzlich aber auch eine deutliche Entdrehung erfolgt. Von der Seite gesehen haben die auf diese Weise behandelten Patienten nicht nur eine annähernd normale Wirbelsäulenform, sondern auch eine annähernd normale Wirbelsäulenfunktion. Der eingesteifte Flachrücken der o.a. Behandlungskonzepte weicht einer funktionell ausgewogenen Wirbelsäule mit nach heutigem Kenntnisstand optimalem kosmetischen Resultat (Abb. 5.12 a–d).

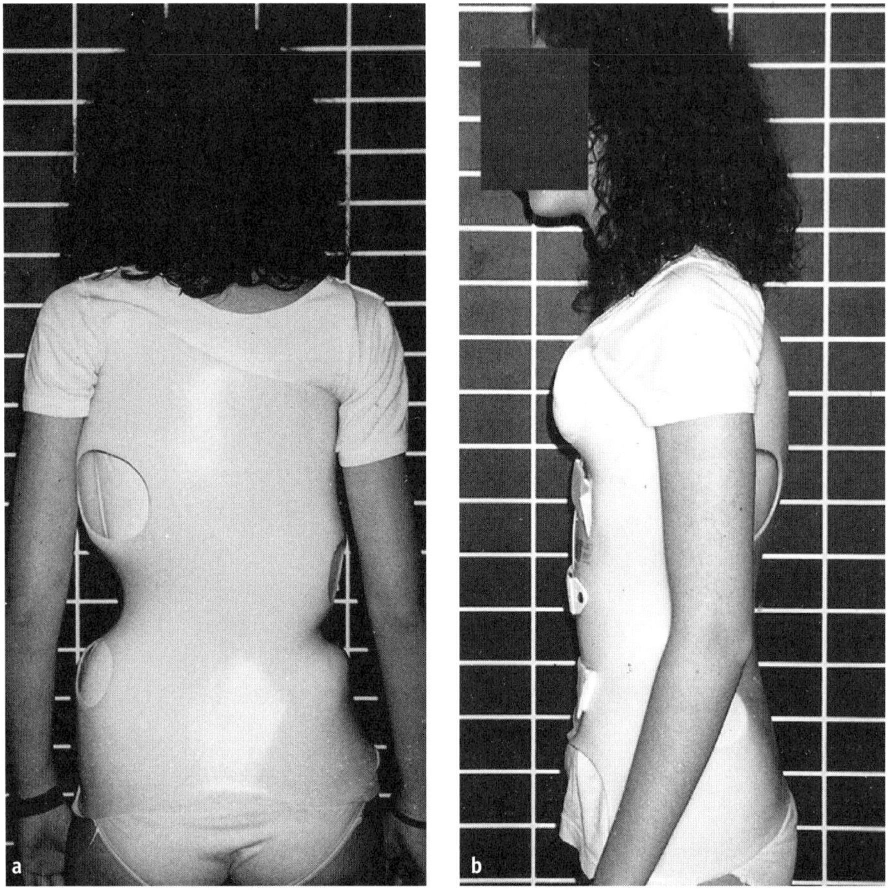

Abb. 5.11 a, b Rigo-System Chêneau Korsett (RSC-brace), nach Gipsabdruck hergestellt. Die Seitansicht zeigt eine nahezu normale Wirbelsäulenschwingung mit Abrundung im Brustwirbelsäulenbereich und Aushöhlung im Lendenwirbelsäulenbereich.

Abb. 5.12 a–d Eingesteifter hochgradiger Flachrücken (a) auch auf dem Röntgenbild (b) zu sehen, durch unsachgemäße Korsettversorgung entstanden. Unten (c und d) nach 12-monatiger Versorgung mit einem Rigo-System Chêneau Korsett (RSC-brace) wieder annähernd normale Verhältnisse in der Seitansicht.

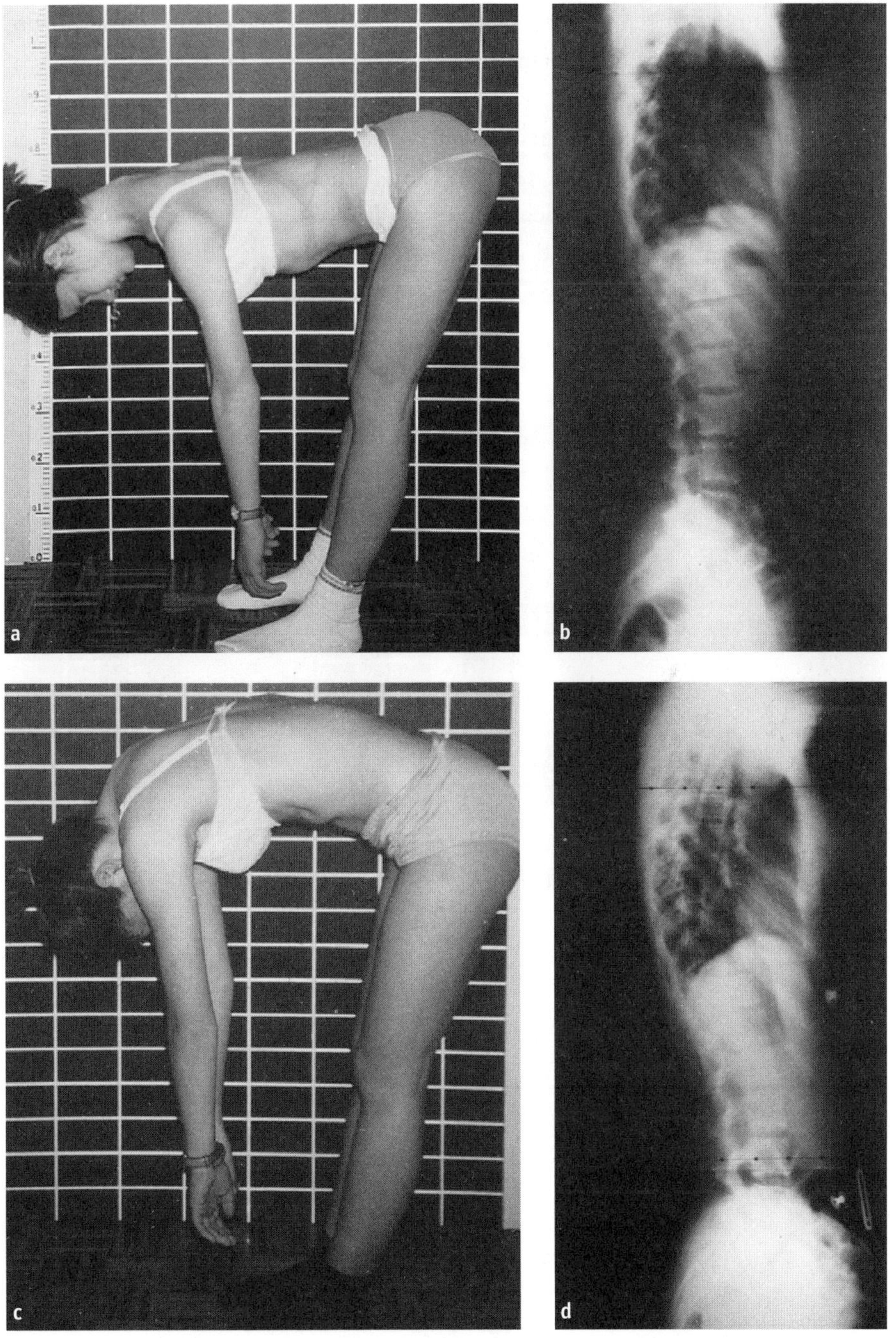
a
b
c
d

Alle Praxen und Zentren mit großer Behandlungserfahrung kennen das Problem, dass mit ähnlichen Korsetten manchmal ausgezeichnete (Abb. 5.13 a–d), manchmal gar nur mangelhafte Effekte erzielt werden (Abb. 5.14 a–g). Die Behandlungsergebnisse sind in der Regel bei gut konstruierten Versorgungen statistisch gesehen auch recht gut, jedoch kann im Einzelfall, bei allen weitläufig angewendeten Versorgungskonzepten nicht immer geklärt werden, warum einige Korsette funktionieren und andere nicht!

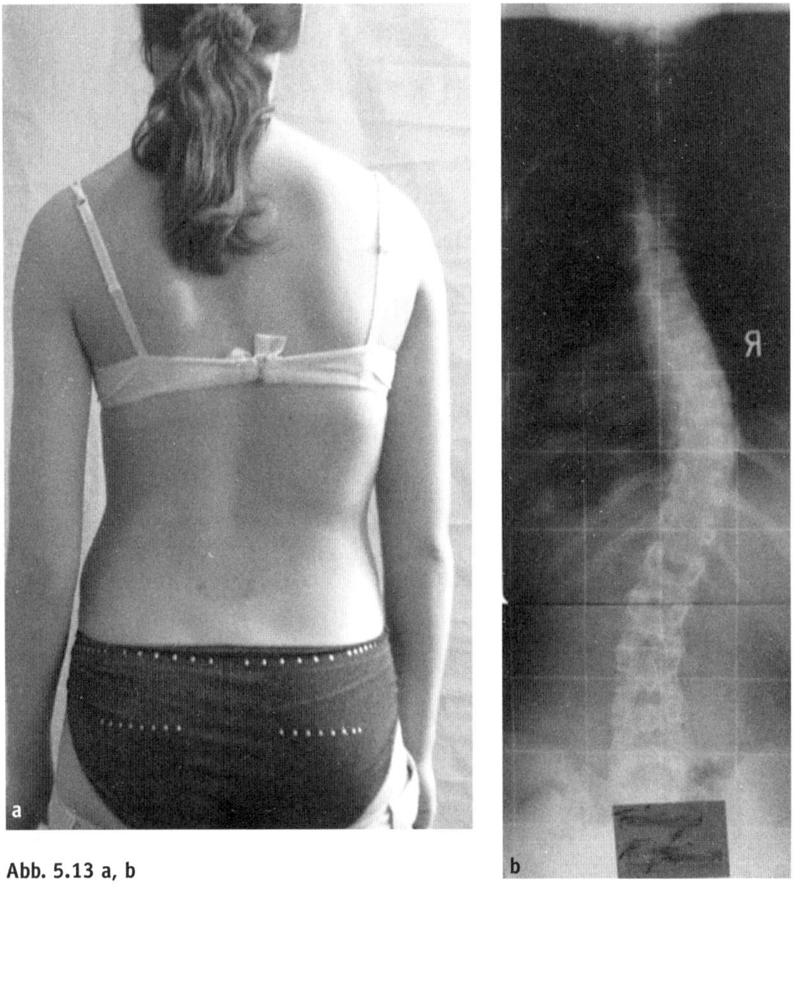

Abb. 5.13 a, b

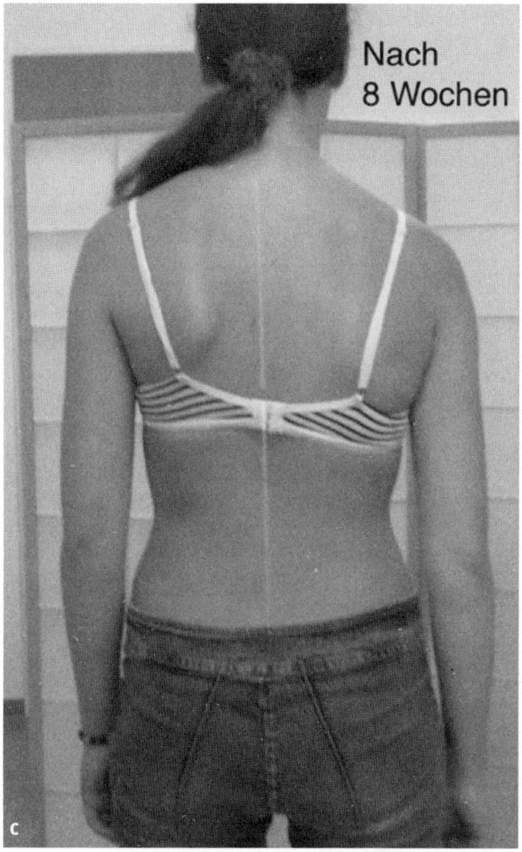

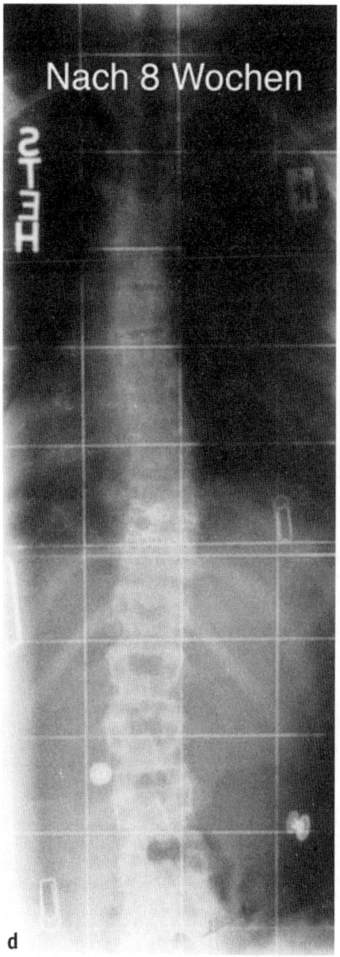

Abb. 5.13 a–d Gutes klinisches und röntgenologisches Ergebnis (im Korsett) nach achtwöchiger Versorgung mit einem Rigo-System Chêneau Korsett (RSC-brace).

Die Frage ist: Wie kann die Behandlungssicherheit soweit verbessert werden, dass alle Krümmungsmuster von einer Korsettversorgung in gleicher Weise profitieren?

Die Skoliosebehandlung mit Hilfe von Rumpforthesen ist bislang nicht in ausreichendem Maße standardisiert, und es werden unterschiedliche Konzepte verfolgt, welche mehr oder weniger hilfreich sind. Zudem sind die gängigen Korsette bislang von relativ einheitlichem Bauplan und berücksichtigen unterschied-

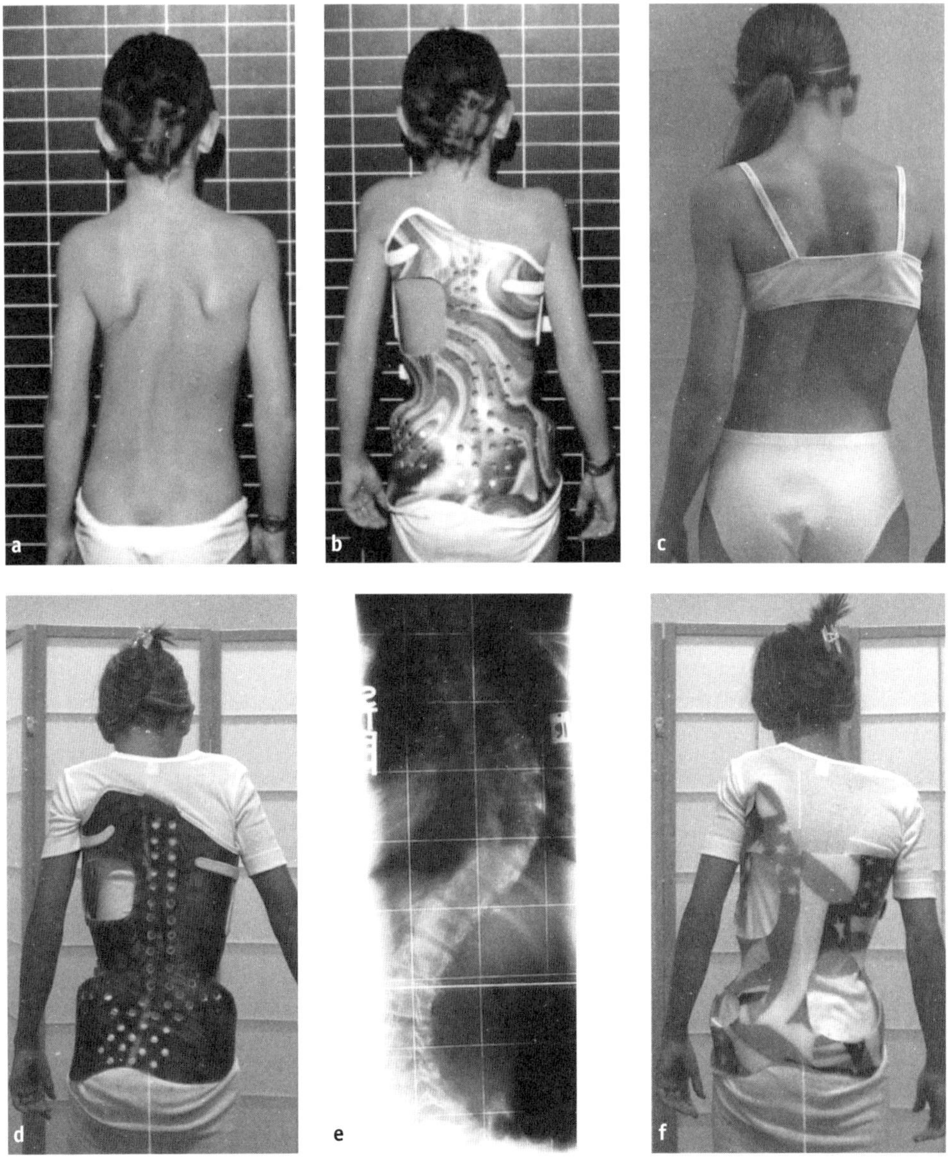

Abb. 5.14 a–f

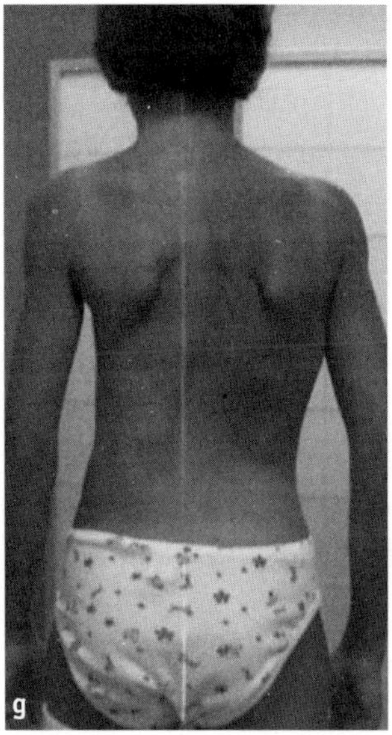

Abb. 5.14 a–g Schlechter Verlauf einer Skoliose schon **vor** (!) Auftreten des Hauptwachstumsschubes. Leider wurde das unwirksame Konstruktionsprinzip (insgesamt wurden innerhalb von drei Jahren drei Korsette gleicher Bauart verordnet) nicht verändert (a-e). Die Neuversorgung mit einem Rigo-System Chêneau Korsett (RSC-brace) lässt die skoliotische Fehlstatik korrigiert erscheinen. Der ohne und im alten Korsett nach links abgekippte Schultergürtel erscheint im Rigo-System Chêneau Korsett überkorrigiert (f im Vergleich zu d) und schon nach kurzer Tragezeit von 10 Minuten erscheint ein vorübergehender Korrektureffekt (g im Vergleich zu c).

liche Krümmungsmuster nur zum Teil. Abhilfe soll hier das neu entwickelte Rigo-System Chêneau-Korsett schaffen, das für unterschiedliche Krümmungsmuster und für unterschiedliche Krümmungsgrade mehr als 40 verschiedene Module bereithält. Gefertigt wird dieses Korsett nach Messung der körperbezogenen Daten. Die Betroffenen werden fotografiert ebenso wie das Röntgenbild vor Korsettversorgung, und die Daten werden zu den Experten geschickt, die dann aufgrund des klinischen und röntgenologischen Befundes das für den Betroffenen am ehesten passende Modul bestimmen.

Ein Computerprogramm ermöglicht nach Eingabe der Messdaten und nach Eingabe des krümmungsspezifischen Moduls die Erstellung eines Schaummodells, welches gefräst werden kann. Das auf diesem Schaummodell tiefgezogene Korsett beinhaltet alle dreidimensionalen Korrekturkomponenten, die für ein optimales kosmetisches Endresultat notwendig sind. Auf diese Weise ist eine qualitativ hochwertige und wirksame Korsettversorgung in standardisierter Weise überall möglich.

5.3.1 Die Korsettkonstruktion

Die meisten Korsette werden auch heutzutage noch nach Gipsabdruck gefertigt. Der Rumpf der Betroffenen wird eingegipst und nach Aushärtung des Gipses wird das so entstandene Gipsnegativ aufgeschnitten, um den Patienten zu befreien. Danach wird das Gipsnegativ wieder geschlossen, um es mit Gipsmasse auszugießen. So entsteht dann ein Gipspositiv, ein originalgetreues Modell des Patientenrumpfes, das weiter bearbeitet werden kann.

In Handarbeit wird das entstandene Gipspositiv so bearbeitet, dass die zu Beginn vorstehenden Rumpfareale verkleinert und die eingefallenen Rumpfareale vergrößert werden. Es entsteht nach mehrstündiger Bearbeitung ein korrigiertes Rumpfmodell über das erwärmte Plastikplatten anmodelliert und mit einer Vakuumpumpe „tiefgezogen" werden.

Das Rohkorsett ist nach einer ersten Beschneidung anpassungsfähig und wird nach mehreren Anproben mit den notwendigen Schnallen, Nieten und Schaumpelotten versehen.

Neuerdings gibt es auch die gipsfreie Korsettkonstruktion unter Zuhilfenahme des Computers (Computer Aided Design – CAD). Die Modellierung des virtuellen Rumpfabdrucks erfolgt im Computer. Der Computer ersetzt demnach die Werkbank, die Problemstellungen und Fehlermöglichkeiten sind allerdings die selben wie bei der Gipsbearbeitung.

Eine an sich wünschenswerte Standardisierung gibt es bei den meisten Systemen bislang nicht. Modellierungsfehler können nicht immer systematisch bei zukünftigen Modellen vermieden werden und auch die Qualität variiert mit der Tagesform des Technikers. Zudem gibt es rein mathematisch betrachtet eine unendliche Zahl von Krümmungen mit einer ebenso unendlichen Vielfalt an dreidimensionalen Eigenheiten. Ein so komplexes Aufgabenfeld kann nicht von einer einzelnen Person optimal bewältigt werden, so gut diese auch sein mag.

Aus diesem Grunde wird momentan an einer Standardisierung der Korsettkonstruktion gearbeitet, um auch den weniger erfahrenen Technikern eine Korsettversorgung auf höchstem Niveau zu ermöglichen und so allen Patienten wohnortnah eine hohe Behandlungsqualität zu bieten. Diese Versorgungsweise soll im Folgenden beschrieben werden.

Konstruktion und Anpassung des Rigo System Chêneau-Korsettes (RSC-brace)

Rigo hat aus der zur Operationsplanung gedachten Lenke-Klassifikation fünfzehn unterschiedliche Krümmungsmuster abgeleitet, welche eine noch spezifischere und damit genauere Korsettversorgung ermöglichen.

Für die Anpassung eines RSC-Korsettes (Rigo System Chêneau) unter Verwendung der CAD-Technik benötigt man Messwerte, welche die Deformität und ihre Aufrichtbarkeit beschreiben, ein aktuelles Röntgenbild (Ganzaufnahme im Stand), Fotos des Rumpfes (Rückansicht, am besten auch die Vorderansicht und die Seitansichten).

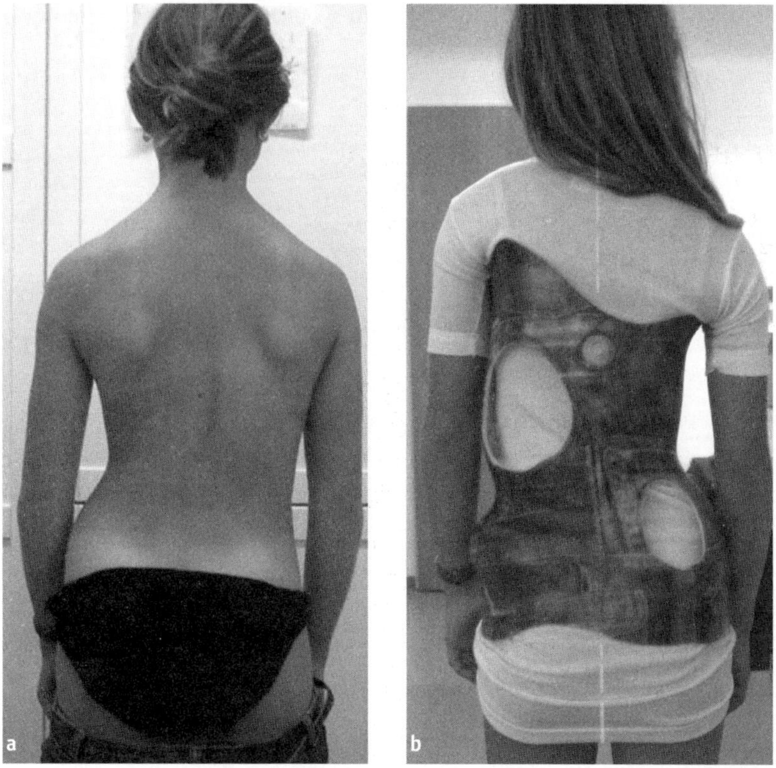

Abb. 5.15 a, b Patientin ohne Korsett im Rechtsüberhang wird im CAD gefertigten Rigo-System Chêneau Korsett in den Linksüberhang überkorrigiert Die ursprüngliche Krümmung wird durch das Korsett gespiegelt.

Anschließend werden die Daten via E-Mail zu den Experten geschickt, welche zunächst das Krümmungsmuster nach der Musterklassifikation von Rigo bestimmen, um dann das für dieses Krümmungsmuster, für das Patientenalter und die bestehende Krümmungsausprägung am ehesten geeignete Korsett-Modul herauszusuchen. Erst danach wird an Hand der durchgeführten statischen und dynamischen Patientenvermessungen ein Schaummodell erstellt, das Grundlage für die Entfertigung des Korsettes ist (Abb. 5.15 a, b).

Das hergestellte Korsett wird ausgeliefert, und es erfolgen dann Korsettanpassung und Nachbesserung im Rahmen der üblichen Teambesprechungen in der orthopädischen Praxis. Sechs Wochen nach Erstanprobe erfolgt im allgemeinen die Röntgenkontrolle im Korsett (Abb. 5.16 a–d), um die Pass- und Wirkgenauigkeit zu überprüfen und den Korrektureffekt im Korsett zu dokumentieren.

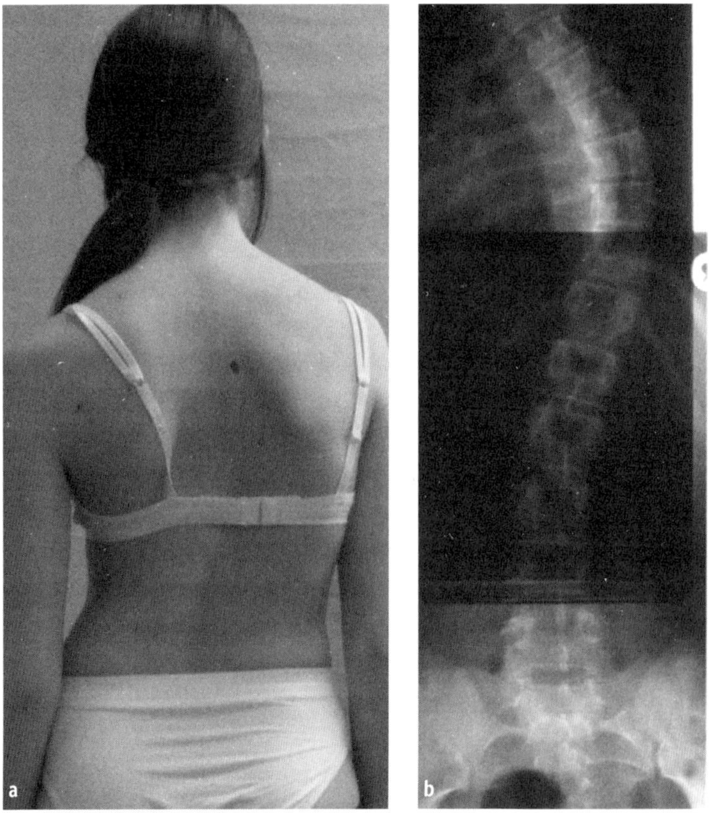

Abb. 5.16 a–b

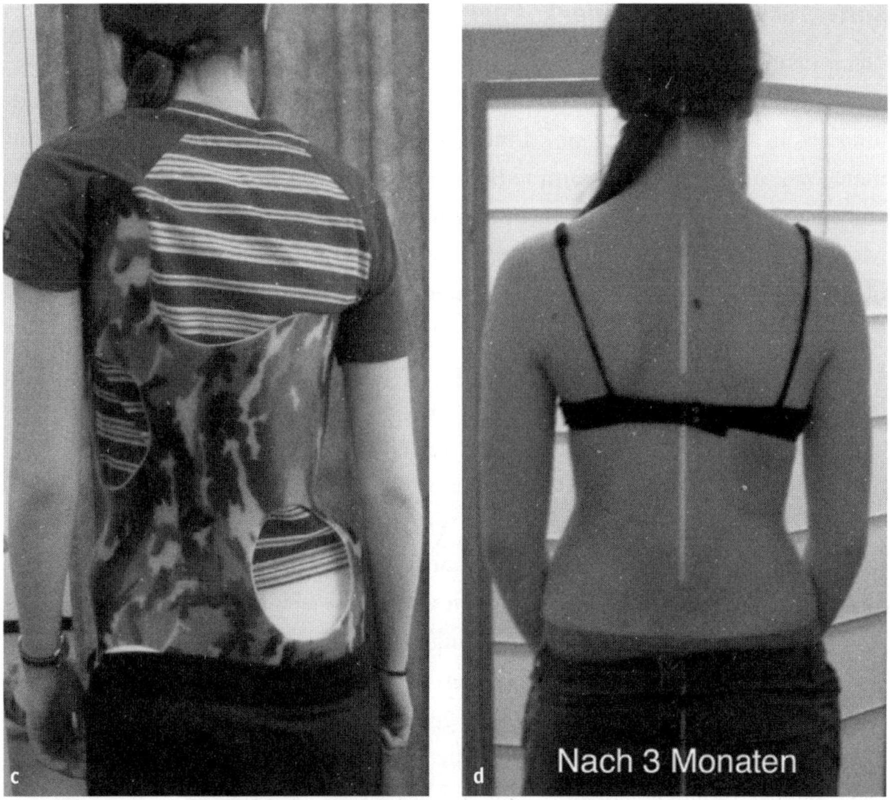

Abb. 5.16 a–d Eine Patientin links ohne Korsett im Rechtsüberhang mit ausgeprägter Seitverbiegung auch im Röntgenbild wird im CAD gefertigten Rigo-System Chêneau Korsett überkorrigiert, nach drei Monaten ist die Deformität bereits ausgezeichnet korrigiert.

Innerhalb der Korsettbehandlung müssen Problemstellungen gelöst werden, welche durch die normale orthopädische oder auch orthopädietechnische Ausbildung nicht immer abgedeckt sind.

Da die behandlungsbedürftige Skoliose ohnehin in der orthopädischen Praxis eine Seltenheit ist, sollte das konservative Skoliosemanagement nur Behandlungsteams vorbehalten bleiben, welche über eine entsprechende Erfahrung, über eine entsprechende Patientenzahl und über eine entsprechende Weiterbildung in diesem Bereich verfügen. Um die hierfür notwendigen Kenntnisse zu vermitteln, steht ein Kurssystem zur Verfügung.

Korrektur im Röntgenbild/kosmetische Korrektur

Der Korrektureffekt im Korsett und die Mitwirkung der Betroffenen sind zwei entscheidende Parameter für den Behandlungserfolg. Solange wir den Behandlungserfolg auf dem Röntgenbild messen und den Cobb-Winkel als Erfolgsparameter zugrunde legen, bekommen wir allerdings nur ein unzureichendes Bild vom gesamten Behandlungsergebnis. Zwar ist der Cobb-Winkel ein wichtiger Messparameter, er gibt jedoch über die dreidimensionalen Veränderungen und über eventuelle kosmetische Verbesserungen keine Auskunft.

Gerade aus der Studie von Appelgren und Willner (1990) ist ja bekannt, dass viele Korsette dazu neigen, den mit einer Brustkorbskoliose in der Regel einhergehenden Flachrücken eher zu verstärken und dadurch den Patienten der Gefahr mechanischer Funktionsstörungen aussetzen, die unter Umständen auch zu Beschwerden führen können.

In hochwertig handgefertigten Korsetten wie auch im RSC-Korsett ist neben der Krümmungskorrektur die Wiederherstellung der normalen Wirbelsäulenschwingung das zentrale Anliegen. Ausgangspunkt der Modelliertechnik ist die Vorstellung, dass es möglich sein muss, die kyphotische (nach außen runde) Komponente im Brustkorbbereichbereich und die lordotische (nach außen hohle) Komponente im Lendenbereich wiederherzustellen. Diese Form muss durch das Korsett vorgegeben werden. Durch geschickte Druckverteilung, welche eine Ausweitung des Brustkorbes nur noch in die Kyphosierung (Rückenrundung) zulässt, kann es gelingen, das seitliche Profil wiederherzustellen, ohne andere kosmetische Defekte im Brustkorbbereich zu setzen.

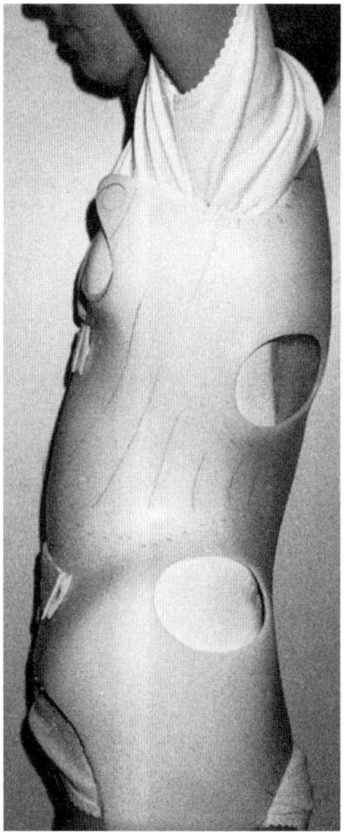

Abb. 5.17 Rigo-System Chêneau Korsett in Seitansicht. Die natürliche Wirbelsäulenschwingung mit Abrundung im Brustwirbelsäulenbereich und Aushöhlung im Lendenwirbelsäulenbereich ist Konstruktionsbestandteil.

Eine Rekyphosierung der Brustwirbelsäule kann in einem guten Korsett nachgewiesenermaßen ermöglicht werden (Abb. 5.17). Bei Lendenskoliose

ist auch die Wiederherstellung der Lendenlordose in gleicher Weise zu berücksichtigen, ist diese doch bei Lendenskoliosen üblicherweise verringert.
Interessanterweise sind die Korrekturergebnisse im Brustkorbbereich bei hauptsächlicher Anwendung des Derotationsprinzips selten über 40% der Ausgangskrümmung, jedoch scheinen die kosmetischen Effekte deutlich besser als bei der herkömmlichen Bauweise mit eher seitlicher Aufrichtung.

Die wissenschaftlichen Ergebnisse der Korsettbehandlung

Im Gegensatz zu Korsetten amerikanischer Bauart schneiden die in Zentraleuropa angewendeten Korsette deutlich besser ab[1]. Aber was heißt das schon. In den USA wird von jeher mehr operiert als bei uns. In Deutschland, aber auch in anderen zentraleuropäischen Ländern gibt es auch im nichtoperativen Bereich tätige Orthopäden, die sich Spezialkenntnisse angeeignet haben, welche dazu geeignet sind, auch Patienten mit der an sich seltenen Skoliose zu beraten und auf ihrem schweren Weg (Korsett/Dauer-KG) zu begleiten, ohne sie zu verängstigen oder zu verunsichern.
Rigo hat mit Hilfe der Oberflächenvermessung nachweisen können, dass die Krümmungen mit dem RSC-Korsettes nicht nur aufgerichtet werden können, sondern dass mit seinem Konstruktionsprinzip auch die normale Schwingung der Wirbelsäule wiederhergestellt werden kann[2]. In einer aktuelleren Arbeit hat Rigo beweisen können, dass mit Hilfe des RSC-Korsettes Operationen wirksam verhindert werden können[3].
Allerdings ist die dreidimensionale Korrektur in einem solchen Korsett in der Regel für den Laien klar ersichtlich und wird den Betroffenen und ihren Eltern anhand der digitalen Fotos auf dem Computerbildschirm demonstriert (Abb. 5.15 a, b; 15.16 a–d; 5.17).

Psychologische Problemstellungen im Zusammenhang mit der Korsettversorgung

Das Tragen eines Korsetts, im Hauptwachstumsschub für täglich 23 Stunden, führt zu deutlichen Beeinträchtigungen der Lebensqualität. Daher gibt es auch nur wenige Patienten, die ihr Korsett gerne tragen. Wenn die Betroffenen durch

---

[1] Weiß HR (1995) Standard der Orthesenversorgung (s. Literaturverzeichnis)
[2] Rigo M (1999) 3D Correction of Trunk Deformity (s. Literaturverzeichnis)
[3] Rigo M, Reiter CH, Weiss HR (2003) Effect of conservative management (s. Literaturverzeichnis)

qualitativ unterschiedliche Beratungen verunsichert werden, mag es nicht verwundern, dass sie letzt entgültig die so wichtige Mitarbeit verweigern. Die versorgten Mädchen schämen sich häufig, das Korsett zu zeigen und kommen dann leider nur noch auf die im Hauptwachstumsschub nicht ausreichende Tragezeit von maximal 16 Stunden.

Mit Verständnis und Empathie ist es jedoch meist möglich die Tragedauer zu verbessern, vor allem wenn es auch den Eltern gelingt, die eigenen Gefühle zu bearbeiten und das Thema für sich selbst zu dedramatisieren. Die Eltern der Betroffenen sind oft sehr verunsichert. Ferner haben sie häufig Schuldgefühle („Wie konnte es überhaupt dazu kommen?"), so dass sie jetzt „schleunigst" nach dem „besten Weg" für ihre Kinder suchen. Es wird allen Orts nachgefragt, das Internet bemüht, mit der Folge weiterer Verunsicherungen auch durch „berufene" Amateure, meist selbst Betroffene, die in ihrer neuerworbenen Funktion ein dankbares Erfolgsfeld gefunden zu haben glauben. Dies führt leider dazu, dass ein gutes Korsett manchmal durch ein neues ersetzt wird und dass eine gute Beratung nach einer nicht sachgemäßen „zweiten Meinung" nicht durchdringt.

Der psychische Stress, unter dem Kinder und ihre Eltern entscheiden, lässt sich kaum ohne psychologische Hilfe bearbeiten. In den wenigsten Fällen sind die Ängste und Selbstvorwürfe gerechtfertigt, auf keinen Fall sind die genannten Gefühle eine gute Entscheidungsgrundlage, und sie verhindern nicht selten den bestmöglichen Behandlungserfolg.

Es ist klar, dass die Korsettversorgung die Lebensqualität der Betroffenen beeinträchtigt, daher sind die Fachleute gefragt, nicht nur nach dem neuesten Kenntnisstand zu verfahren, sondern die Korsettversorgung solange weiterzuentwickeln bis die Beeinträchtigung der Lebensqualität *mit Sicherheit* einer erfolgreichen Behandlung gegenübersteht, einer Behandlung, die Operationen sicher verhindert und die zudem auch alle behandelten Patienten zufriedenstellt.

5.3.2 Die Korsettanschulung

Wenn nach der Erstanprobe die ersten Veränderungen zur Verbesserung des Tragekomforts durchgeführt worden sind, soll das Korsett sofort möglichst vollzeitig getragen werden. In den meisten Fällen genügt es, zur Druckentlastung einfach die Schnallen des Korsettes 15–20 Minuten zu öffnen und anschließend wieder fest anzuziehen. Durch die Ruhephasen kann sich die Haut wieder erholen, und somit verträgt der Körper oftmals schon am ersten Tag eine unterbrochene Tragedauer von mehr als 20 Stunden. Nach etwa einer Woche Tragezeit kann dann das Korsett in der Regel 23 Stunden ununterbrochen ertragen werden. Sollten sich jedoch bei der vollzeitigen Anschulung nachts Schlafstörungen ergeben, so empfehle ich, 3 Tage zu warten, ehe ein erneuter Versuch des Nachttragens unternommen wird. Der tägliche Versuch des Nachttragens kann sich ansonsten durch den entstandenen Schlafverlust zermürbend auswirken.

Während der Anschulungsphase sollten Beschwerden ernst genommen werden. Es ist hierbei äußerst wichtig, die Problemzonen zu erkennen und zu beseitigen, sodass am Ende der Korsettanschulung nur noch der Druck an den notwendigen Druckpunkten verspürt wird.

Liegt die Druckpelotte der Haut im Bereich der Hauptdruckzonen großflächig an, so wird ein guter Korrektureffekt mit einem Minimum an körperlicher Beeinträchtigung erreicht. Es treten dann Schmerzen auf, wenn gegenüber den Druckzonen keine Freiräume im Korsett vorgesehen sind. Ohne diese Freiräume kommt es zu einem Zusammenquetschen des Rumpfes, was in der Regel nicht vertragen wird. Nicht die Verringerung des Druckes (und damit eine Verschlechterung des Korrektureffektes) ist die Lösung des Problems, sondern das Schaffen fehlender Freiräume! Leider trägt das Korsett durch diese Freiräume etwas mehr auf, ist jedoch gerade dadurch am wirkungsvollsten. Bestehen auch nach sicherem Beseitigen aller Mängel am Korsett noch Schmerzen, ist nochmals eine eingehende Untersuchung des Patienten erforderlich. In Einzelfällen kann eine Rippenblockierung dazu führen, dass das Korsett nicht toleriert wird. In einem solchen Falle sollte zunächst durch Physiotherapie, manuelle Therapie oder auch Chirotherapie versucht werden, die schmerzhafte Bewegungsstörung zu beseitigen, bei einer Rippenwirbelgelenksentzündung kommen auch Medikamente und Massagen, Bäder, Elektrotherapie oder Ruhe in Betracht.

Zur Anschulung gehört auch die ausgiebige Aufklärung der PatientInnen und die Beantwortung aller Fragen. Vielfach kommen die PatientInnen und Patienten ja mit ihren Eltern zur Beratung. Wenn im Verlaufe von Gespräch und Untersuchung der Eindruck entsteht, dass die Eltern dazu neigen, gefühlsbetont zu reagieren, ist es für den behandelnden Arzt ratsam, zunächst einmal mit den Eltern alleine zu sprechen und die Problemstellung entschärft darzustellen. In

vielen Fällen führen gefühlsbetonte Äußerungen der Eltern dazu, dass das Kind die notwendige Korsettversorgung ablehnt oder als etwas Schlimmes empfindet. Andererseits sollte sich der behandelnde Arzt nicht allzusehr in den Vordergrund drängen, sondern dem Kind oder Jugendlichen die Entscheidung eigenverantwortlich überlassen. Durch Verständnis und durch umfassende Informationen gelingt es selbst bei Kindern unter 10 Jahren meist relativ leicht, diese Eigenverantwortung zu wecken und somit zu einem günstigen Verlauf beizutragen. Übereifrige Eltern müssen manchmal gar gebremst werden, ihr Kind täglich mehrfach zu ermahnen, zumal gerade in dieser Phase der Persönlichkeitsentwicklung solche Ermahnungen manchmal das Gegenteil zur Folge haben und damit zu einer Ablehnung des Korsetts führen können. Deshalb ist es besser, wenn die Korsettanschulung vielleicht erst 14 Tage später gelingt, als dass das Korsett vollständig abgelehnt wird.
Zur Pflege der druckaufnehmenden Hautflächen sind zu Beginn der Anschulungsphase tägliche Bürstungen und Alkoholeinreibungen über den betroffenen Stellen notwendig. Cremes sollten generell vermieden werden, da sie die Haut aufweichen und somit gegen den Druck weniger widerstandsfähig machen.

5.3.3 Behandlungsdauer und Abschulung

Die Behandlungsdauer kann recht unterschiedlich sein. Gelingt bei frühzeitiger Anschulung und relativ geringem Krümmungswinkel eine vollständige Korrektur oder gar eine Überkorrektur, kann es sein, dass kurz nach Auftreten der Regelblutung mit der Abschulung begonnen werden kann, bevor eine ausgeprägte Krümmung in die Gegenrichtung entsteht. Bei stärkeren Wirbelsäulenverbiegungen (> 40 °), welche nicht vollständig korrigiert werden können, ist es hingegen erforderlich, das Korsett möglichst lange zu tragen. Früher wurde die Abschulung bei Mädchen fast immer mit dem 15. oder 16. Lebensjahr durchgeführt. Es hat sich jedoch gezeigt, dass eine längere Tragedauer zu besseren Ergebnissen führt. Dies ist wohl auf den Umstand zurückzuführen, dass das Wirbelsäulenwachstum auch nach Schluss der im Röntgenbild sichtbaren Wachstumsfugen noch teilweise mehr als 2 Jahre weitergeht. Deshalb beginnen wir mit der Abschulung bei stärkeren Krümmungen zwar schon mit 16 Jahren, beenden die Abschulung jedoch erst zwischen dem 18. und 20. Lebensjahr, je nach Reifezustand.

Während der Korsettbehandlung sollte regelmäßig, wenn möglich täglich, ein krankengymnastisches Heimprogramm absolviert werden, damit die Muskulatur funktionsfähig bleibt.
Zwar ist belegt, dass auch im Korsett während der Alltagsaktivitäten die Rumpfmuskulatur aktiv bleibt, ein Übungsprogramm kann jedoch im ungünstig verlaufenden Einzelfall dafür sorgen, dass negative Folgen der Korsettversorgung auf die Rumpfmuskulatur ausbleiben. Vor allem muss das Haltungsgefühl der PatientInnen während der Tragezeit geschult und erhalten werden, damit in der Abschulungsphase nicht übermäßige Korrekturverluste hingenommen werden müssen. Dieses häusliche Übungsprogramm kann daher nicht durch allgemeine sportliche Aktivitäten ersetzt werden.
Zum Schulsport kann das Korsett ausgezogen werden. Es sollte jedoch anschließend wieder angelegt werden, um die Tragezeit nicht unnötigerweise zu verringern. Leistungssport ist bei Skoliose-PatientInnen mit Korsett vor allem dann zu vermeiden, wenn dadurch die Wirbelsäule überbeweglich werden kann, was jedoch nicht heißt, dass nicht in einzelnen Fällen eine Entscheidung für leistungssportliche Aktivitäten (z.B. Schwimmen) getroffen werden kann.
Im Schulsport sind SkoliosepatientInnen oftmals benachteiligt. Dies betrifft gerade auch die Kinder und Jugendlichen, welche mit einem Korsett versorgt sind. Gemäß eines Beschlusses der Bundeskultusministerkonferenz von 1988 können in solchen Fällen auch der Fleiß und Einsatz während des Sportunterrichtes und nicht die Leistung als Bemessungsgrundlage für die Notengebung herangezogen werden. Leider wird hiervon wohl auch aus Unkenntnis nur selten Gebrauch gemacht, wenn eine vergleichende Beurteilung der sportlichen Leistung aus medizinischen Gründen nicht möglich ist.
Treten Probleme beim Korsetttragen auf, Schmerzen, Kribbeln oder auch Übelkeit und Atemnot sollte der behandelnde Orthopäde aufgesucht werden. Er wird dann durch die Untersuchung feststellen, worauf die Beschwerden zurückzuführen sind. Bei technischen Problemen am Korsett (abgerissene Schnalle, angebrochener Bügel etc.) sollte direkt der Orthopädietechniker angesprochen werden.
Die notwendigen Röntgenkontrollaufnahmen führen zu einer gewissen Strahlenbelastung. Diese lässt sich bei schlanken Menschen dadurch reduzieren, dass Kontrollaufnahmen auch im Korsett mit der halben Belichtungszeit, und somit mit der halben Strahlenbelastung, angefertigt werden können. Zum Ausmessen

des Krümmungswinkels reicht die Qualität der Röntgenaufnahmen dann immer noch aus, bei sehr schlanken Kindern sind auch alle Einzelheiten der Knochenstruktur zu erkennen.
Damit sich die Rumpfmuskulatur an den korsettfreien Zustand gewöhnen kann, ist zum Behandlungsabschluss die schrittweise Abschulung des Korsetts erforderlich. Hierzu wird zunächst über je 3 Monate die Tragezeit am Tage um 3–4 Stunden reduziert, ehe dann für das letzte halbe Jahr das Korsett nur noch nachts getragen wird. Gerade während der Abschulungsphase ist eine stationäre Rehabilitationsbehandlung mit einem intensiven Übungsprogramm notwendig, um den oftmals zu erwartenden Korrekturverlust so gering wie möglich zu halten. Auf diese Weise lässt sich bei vielen Patienten das Ziel erreichen, eine von Behandlungsnotwendigkeiten ungetrübte Lebensqualität im Erwachsenenalter zu erreichen.
Schließlich wird darauf hingewiesen, dass wegen des erhöhten Kleidungsbedarfes Steuererleichterungen in Anspruch genommen werden können.

5.3.4 Korsettbehandlung, Krankengymnastik und stationäre Rehabilitation

Da wir wissen, dass durch Krankengymnastik und insbesondere durch die stationäre Rehabilitation die Korsettversorgung nicht nur in mechanischer, sondern auch in psychologischer Hinsicht erleichtert wird, gehen diese Behandlungsverfahren Hand in Hand. Es ist zwar, wie oben erwähnt, erwiesen, dass im Jugendalter durch eine Korsettversorgung die Muskulatur in der Regel keinen Schaden nimmt, dennoch muss die Muskulatur regelmäßig gekräftigt werden, damit nach der Abschulungsphase der Korrekturverlust in Grenzen gehalten werden kann. Ferner ist bei einer mehrjährigen Korsettversorgung hin und wieder mit Motivationseinbrüchen zu rechnen. Diesen kann die wiederholte stationäre Behandlung am effektivsten entgegenwirken. Aus diesem Grunde empfiehlt es sich, die Korsettbehandlung durch ambulante und intensive stationäre Behandlungen zu ergänzen. Auf diese Weise wird das Endresultat optimiert werden können.[1]

---

[1] Weiß HR in V. Strempel: Die Wirbelsäule. Thieme-Verlag, 2001

5.3.5 Die Korsettgruppe in der stationären Rehabilitation

Im Rahmen der stationären Rehabilitation hat es sich als günstig herausgestellt, auch die psychologischen Problembereiche des „Korsetttragens" zu beachten und die Herausforderungen anzunehmen, welche aus diesem Themenkreis erwachsen.

Die Tatsache, ein Korsett zu tragen oder eines zu bekommen, beinhaltet für betroffene Kinder und Jugendliche eine Umstellung auf eine völlig neue Lebenssituation, welche mit starken Belastungen einhergehen kann. Die Teilnahme an einer Korsettgruppe im Rahmen der stationären Skolioserehabilitation bietet somit betroffenen Jugendlichen die Möglichkeit, andere PatientInnen kennenzulernen und Erfahrungen, Ängste und Befürchtungen auszutauschen. Besonders wichtig ist dieser Gesichtspunkt, da sich KorsettträgerInnen im Alltag meist als „Sonderfälle" oder als „Behinderte" erleben und wegen der seltenen Wachstumsstörung in der Schule normalerweise keine gleichaltrigen Gesprächspartner finden, welche – geteiltes Leid ist halbes Leid – zur Entlastung beitragen könnten.

Die Zielsetzung der Korsettgruppe ist recht vielfältig. Neben der Erfahrung, nicht alleine betroffen zu sein, und neben der angestrebten „Normalisierung" der Lebenssituation durch das Kennenlernen weiterer KorsettträgerInnen stehen vor allem auch die Förderung der Selbstwahrnehmung und das Erlernen von Bewältigungsstrategien im Mittelpunkt. Das Erarbeiten von Hilfestellungen zur Bewältigung des Alltags mit dem Korsett und die Entwicklung von Verhaltensstrategien im Umgang mit Gleichaltrigen in Schule und Freizeit wird dadurch wesentlich erleichtert. Die Themen Schule, Gleichaltrige, Sport oder Eltern und Korsett werden in diesem Zusammenhang von den Jugendlichen häufig schon selbst ausgedrückt:

„Wie sage ich meinen Klassenkameraden, dass ich ein Korsett habe?"

„Wie ist die Situation im Schulsport?"

„Was mache ich, wenn mich das Korsett zu sehr drückt, wenn ich im Sommer schwitze oder wenn ich traurig oder wütend darüber bin?"

„Wie komme ich mit meinen Eltern aus, wenn es um das Korsetttragen geht?"

Die Korsettgruppe bietet dem Individuum im geschützten Rahmen unter gleichartig Betroffenen Gelegenheit, Schwierigkeiten mit dem Korsett anzusprechen,

von anderen dazu auch konkrete Tipps und Ratschläge zu erhalten, diese zu diskutieren und z.B. auch in Rollenspielen auszuprobieren. KorsettträgerInnen, welche weniger Schwierigkeiten mit dem Korsett haben oder sich bereits in der Abschulungsphase befinden, können hierbei auch als „Modell" des positiven Umgangs mit dem Korsett dienen.
Um den eher ruhigeren TeilnehmerInnen ebenfalls die Möglichkcit zu geben, sich mit dem Korsett gemeinsam in der Gruppe auseinanderzusetzen, ist es wichtig, je nach unterschiedlicher Gruppenzusammensetzung auch unterschiedliche Methoden und Verfahrensweisen zu wählen. So finden neben dem verbalen Austausch auch praktische Einheiten ihren Platz, wie z.B. zu korsettspezifischen Themen zu malen oder Collagen zu erstellen, Theater-, Hör- oder Rollenspiele durchzuführen oder auch kurze Entspannungsübungen, um nur einige Ansätze zu nennen.
Die Korsettgruppe bietet ein wichtiges Forum zur persönlichen Auseinandersetzung mit dem in der Regel „ungeliebten" Hilfsmittel unter der stärkenden Einbeziehung Gleichaltriger und gleichermaßen Betroffener. Dieser Erfahrungsaustausch fördert die Motivation, das Korsett zu tragen, und verbessert auch die Gesamtcompliance zu allen Behandlungsansätzen während der stationären Rehabilitation und danach.

5.4 Operation und Operationsverfahren

Wenn trotz aller Bemühungen die Krümmung weiter zunimmt und das Krümmungsausmaß 50 Grad nach Cobb übersteigt, wird im Allgemeinen die Operation empfohlen (Arbeitskreis Skoliose der Deutschen Gesellschaft für Orthopädie und Traumatologie). Zunächst soll zu der Frage Stellung genommen werden: „Warum muss überhaupt operiert werden?"
Bei der spät aufgetretenen, so genannten idiopathischen Adoleszentenskoliose ist eine Operation aus medizinischer Sicht nicht unbedingt erforderlich. Es ist nachgewiesen, dass solche Verbiegungen in der Regel nicht so groß werden, dass Einschränkungen des Herz-Kreislauf-Systems zu befürchten sind. Auch besteht zwischen Wirbelsäulenverkrümmung und Schmerz kein Zusammenhang. Es muss also für diese PatientInnen einen anderen Grund geben, warum sie sich ab einem Krümmungswinkel von 50 Grad operieren lassen.

Wenn eine Betroffene die Skoliose nicht als ihre Wirbelsäulenverkrümmung begreifen kann und durch den täglichen Anblick ihrer „Deformierung“ psychisches Leid erfährt, sich deprimiert, unausgeglichen und in ihrer Lebensqualität beeinträchtigt fühlt, kann sie dagegen etwas tun. Nicht die rein medizinischen Beweggründe, sondern die psychologischen Gesichtspunkte bestimmen dann das Bild. Wenn zusätzlich keine Motivation für Krankengymnastik und Korsettversorgung gegeben ist, dann bleibt außer der Operation kein Therapieverfahren übrig, mit welchem die Deformität behandelt werden kann.
Außerdem sind die kosmetischen Verbesserungen durch Krankengymnastik und Korsettversorgung bei vielen PatientInnen eher gering. Eine wirkliche Aufrichtung einer starken Verbiegung und eine deutliche Verringerung des Rippenbuckels ist dann nur durch eine Operation zu erzielen. Dies ist bei der Mehrzahl der PatientInnen mit hochgradigen Skoliosen das Hauptmotiv für die Entscheidung zur Operation.
Bei früh aufgetretenen Verkrümmungen und bei manchen angeborenen Wirbelsäulenverbiegungen, welche schon im frühen Kindesalter große Ausmaße annehmen können, ist die Operation auch aus rein medizinischen Gründen schon recht früh gerechtfertigt. Dies gilt auch für Kinder mit Nerven- und Muskelerkrankungen und die aus diesen Grunderkrankungen resultierenden, oft beträchtlichen Wirbelsäulendeformitäten.
Welche Operationsverfahren gibt es?
Prinzipiell unterscheiden wir zwischen dem operativen Zugang von hinten und von vorne.

5.4.1 Der hintere Zugang

Die Narben beim hinteren Zugang liegen in der Rumpfmittellinie, und es wird meist noch eine Narbe über einem der beiden Beckenkämme notwendig sein. Bei dieser Operation kommen zur Zeit verschiedene Stabsysteme zur Anwendung. Sie werden durch Haken oder auch durch Schrauben an der Wirbelsäule befestigt und überbrücken somit große Strecken. Zur besseren Stabilisierung sind diese langen Stäbe mit verschiedenen Querverbindungen versehen, sodass direkt nach der Operation keine Beweglichkeit mehr in dem überbrückten Wirbelsäulenbereich möglich ist. Dies fördert die spätere knöcherne Festigkeit mit

Hilfe des während der Operation angelagerten eigenen Knochenmaterials. PatientInnen mit einer Operation über den hinteren Zugang können in der Regel nach dem Fädenziehen, spätestens am 14. Tag nach der Operation die Klinik verlassen. Als Nachteil dieses Verfahrens kann jedoch gelten, dass die Wirbelsäule großstreckiger als beim vorderern Zugang versteift werden muss.
Die Wirbelsäule ist in ihrer Gesamtbeweglichkeit somit eingeschränkter als wenn man den vorderen Zugang verwendet. DieWahlmöglichkeit zwischen den beiden Verfahren ist meist bei einbogigen Wirbelsäulenverbiegungen gegeben. Bei so genannten „kombinierten Skoliosen", die eine große Brustwirbelsäulen- und auch eine große Lendenwirbelsäulenverbiegung zeigen, ist eine Operation vom hinteren Zugang oder eine Operation von beiden Zugängen aus der mehr Erfolg versprechende Weg.

5.4.2 Der vordere Zugang

Der vordere Zugang liegt nicht in der Mitte des Rumpfes. In der Regel wird entlang den Rippen über die Seite operiert. Es wird eine Rippe entfernt, welche später nach Zerkleinerung als eigenes Knochenmaterial zur Überbrückung in die Zwischenwirbelräume eingefügt wird. Dann wird nach Eröffnung der Brusthöhle und/oder der Bauchhöhle die Wirbelsäule von vorne freigelegt. Bei dieser Technik hat der Operateur freien Zugang zu den Wirbelkörpern und Bandscheiben. Zur Korrektur werden in dem ausgewählten Bereich die Bandscheiben entfernt, und es werden von der Seite her in die zu korrigierenden Wirbelkörper Schrauben eingebracht. Diese Schrauben werden mit einem Stab verbunden und nach Korrektur an diesem Stab befestigt. An die Stelle der herausgenommenen Bandscheiben tritt das vorbereitete körpereigene Knochenmaterial, im Lendenbereich mitunter auch noch unterstützt durch kleine Metallkörbchen, welche den Bandscheibenraum besser aufrechterhalten können. Dadurch kann eine Rundrückenbildung im Lendenbereich verhindert werden.
Moderne Operationsverfahren verwenden zur besseren Erststabilität beim vorderen Zugang zwei Stäbe, sofern dies die Wirbelkörpergröße zulässt.
Die Operation vom vorderen Zugang aus hat den Nachteil, dass die Bauch- und/oder die Brusthöhle eröffnet werden müssen. Manchmal ist bei diesen Operationen auch heute noch eine mehrmonatige Korsettnachbehandlung zur Siche-

rung des Ergebnisses notwendig. Der unbestreitbare Vorteil des vorderen Verfahrens liegt aber darin, dass eine geringere Anzahl von Wirbelkörpern in die Versteifungszone mit einbezogen werden muss und somit eine gute Restbeweglichkeit und Funktion des Rumpfes auch nach der Operation verbleibt.
Ferner können Rippenbuckel und Lendenwulst bei der Operation vom vorderen Zugang aus fast vollständig beseitigt werden. Bei der Operation über den hinteren Zugang ist aus kosmetischen Gründen meist zusätzlich eine Operation der Rippen notwendig, um den Rippenbuckel zu verkleinern.
Als weiterer Vorteil der Operation über den vorderen Zugang kann gelten, dass die Narbe versteckt ist. Sie liegt größtenteils unterhalb des angelegten Armes und ist auch beim Anblick der betroffenen Mädchen und Frauen von hinten im Badeanzug nicht zu erkennen.
Die Operation nach Harrington war das erste Verfahren mit einem Stab über den hinteren Zugang und fand schon Ende der 1960er Jahre weltweit Anwendung. Als nächstes entwickelte der Australier Dwyer die Operation vom vorderen Zugang, welche dann Zielke zur VDS (zur so genannten „Ventralen Derotationsspondylodese") weiterentwickelt hat. Die VDS ist mittlerweile ebenfalls weltweit verbreitet.
Die heutzutage in Anwendung befindlichen Doppelstabsysteme für den hinteren Zugang wurden erst seit 1984 von Cotrell und Dubousset vorgestellt. Ende der 1980er Jahre haben sich auch diese Verfahren weltweit verbreitet.
Somit liegen heute in der Regel erst die Erfahrungen von 15 Jahren bzgl. der Anwendung der aktuellen Operationstechniken vor.

5.4.3 Aktueller Entwicklungsstand der zur Skoliosekorrektur verwendeten Instrumente

Mittlerweile stehen mehr als 300 unterschiedliche Implantate für wirbelsäulenversteifende Operationen zur Verfügung. Die Implantatvielfalt macht es heutzutage kaum möglich, die einzelnen Behandlungsprinzipien theoretisch oder auch praktisch zu erfassen, wie Professor Heine im Vorwort des Buches „Die ventrale Instrumentation der Rumpfwirbelsäule" von P. Eysel (Enke-Verlag 1989) anmerkt.
Die Neuentwicklungen haben allerdings einige Vorteile. Die Operation vom vor-

deren Zugang ist durch die neuen ventralen Doppelstabsysteme mittlerweile ohne Korsettnachbehandlungen durchführbar. Des Weiteren sind auch späte Brüche des Gewindestabes der ursprünglichen VDS durch Anwendung der modernen soliden Stäbe nicht mehr zu erwarten. Ein Vertreter des ventralen Doppelstabsystems ist das Halm-Zielke-Instrumentarium, welches über eine solide Bügelplatte, die mit zwei Schrauben fixiert wird, eine sichere Führung des Gewindestabes zulässt *(Abb. 5.18)*.

Auf *Abb. 5.19* sehen wir das Röntgenergebnis eines 16-jährigen Mädchens mit einer Krümmungsaufrichtung von 68° auf 14° nach Cobb. Auch das seitliche Profil wurde gestreckt, die im Übergangsbereich zwischen Brust- und Lendenwirbelsäule liegende und über das normale Ausmaß hinaus verstärkte Kyphose wurde ebenfalls begradigt, wie man auf den Seitaufnahmen sehen kann. Auch

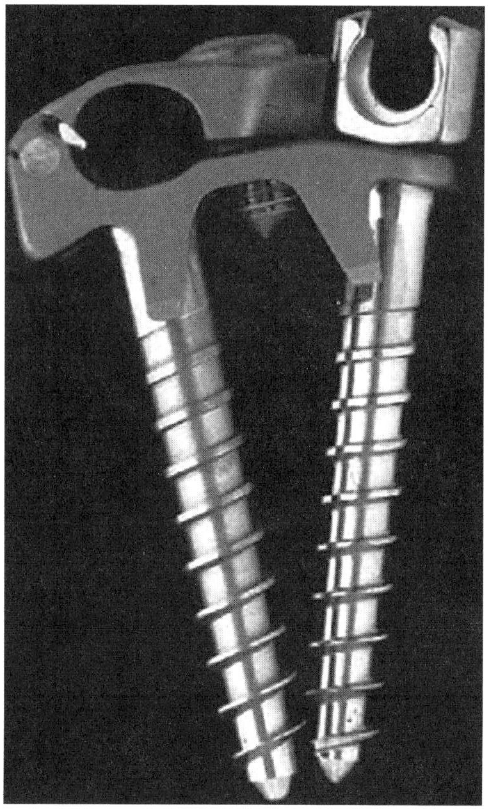

Abb. 5.18
Die Bügelplatte des Halm-Zielke-Instrumentariums, die mit zwei Schrauben seitlich im Wirbelkörper verankert wird (vorderer Zugang). Ein Gewindestab und ein solider Profilstab werden durch die beiden Löcher im Schraubenkopf bzw. in der Bügelplatte durchgeführt und geben dem Instrumentarium die nötige Stabilität.

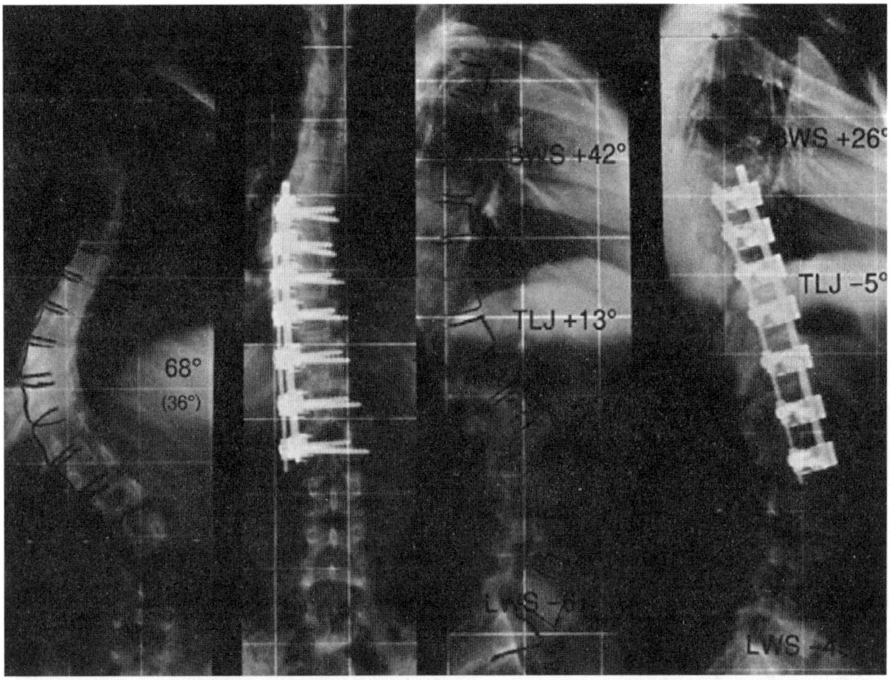

Abb. 5.19 16-jähriges Mädchen mit idiopathischer Thorakolumbalskoliose. Eine Krümmungsaufrichtung von 68° auf 14° erfolgte mit Hilfe des Halm-Zielke-Instrumentariums, wobei auch die in der Seitansicht deutliche Kyphose teilbegradigt werden konnte.

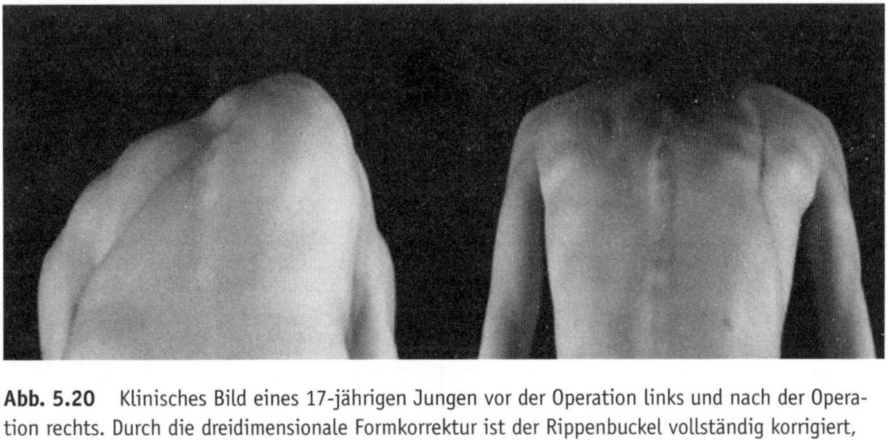

Abb. 5.20 Klinisches Bild eines 17-jährigen Jungen vor der Operation links und nach der Operation rechts. Durch die dreidimensionale Formkorrektur ist der Rippenbuckel vollständig korrigiert, ohne dass eine weitere plastische Operation am Rippenbuckel notwendig gewesen wäre.

klinisch sind ausgezeichnete Behandlungsergebnisse ohne Rippenbuckelresektion, allein durch die dreidimensionale Formkorrektur möglich *(Abb. 5.20)*. Auch bei den Operationsverfahren vom hinteren Zugang haben sich die Korrekturmöglichkeiten durch die vermehrte Anwendung von so genannten Pedikelschrauben verbessern lassen. Auf *Abb. 5.21* sehen Sie links die Skoliose eines 14-jährigen Mädchens mit idiopathisch-doppelbogiger Skoliose, welche durch die Operation vom hinteren Zugang fast vollständig korrigiert werden konnte. In spezialisierten wirbelsäulenchirurgischen Zentren ist heutzutage standardmäßig die Operation vom vorderen wie auch vom hinteren Zugang möglich. Allein das Krümmungsausmaß, das Krümmungsmuster und die Steifigkeit der

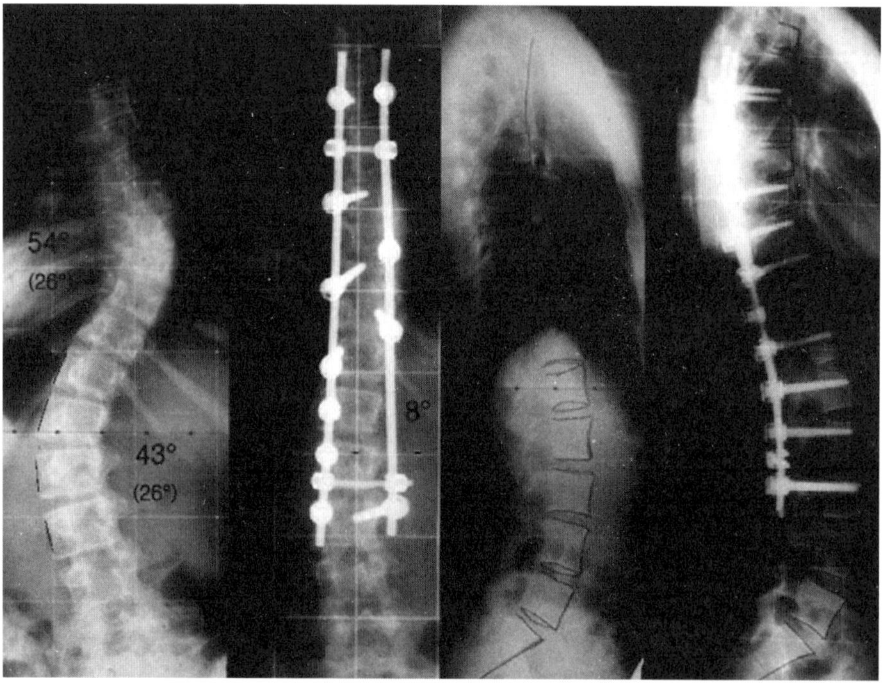

Abb. 5.21 14-jähriges Mädchen mit idiopathischer doppelbogiger Skoliose. Vor der Operation 54° im Brustkorbbereich, nach der Operation fast vollständige Begradigung mit dem sog. MPDS-Instrumentarium bei rückwärtigem Zugang zur Wirbelsäule. Das Seitprofil der Wirbelsäule wurde ebenfalls durch diese Operation günstig beeinflusst.

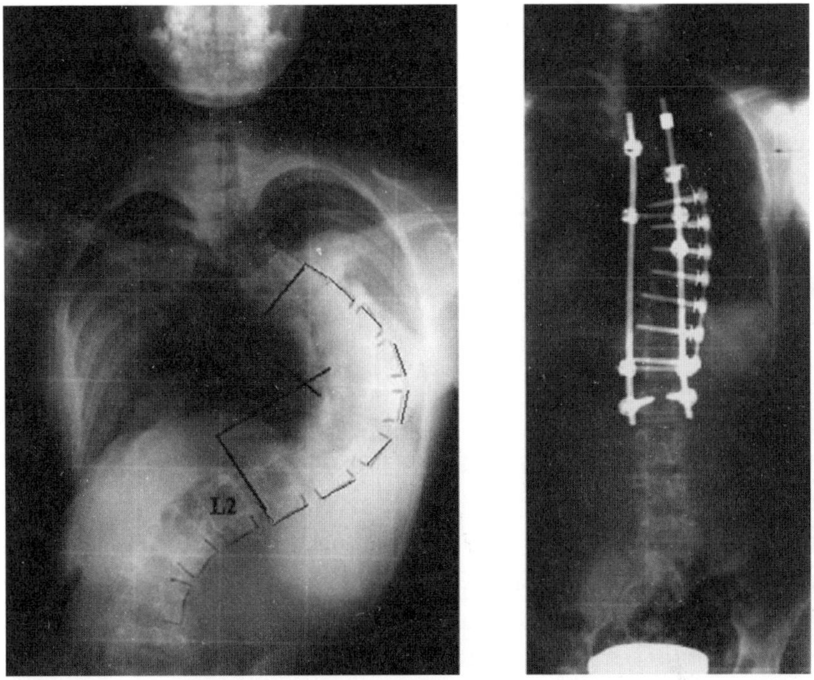

Abb. 5.22 Hochgradige Wirbelsäulenverbiegung mit 112° vor der Operation in kombinierter Weise sowohl von vorne als auch von hinten an einem Tag. Die Aufrichtung auf 28° ist beträchtlich und bei Operationen mit nur einem der beiden Instrumentarien undenkbar.

Krümmung darf die Auswahl des Verfahrens bestimmen und nicht die Begrenzung des Operateurs auf nur eine dieser Operationsmöglichkeiten.
Bei ganz steifen und hochgradigen Verbiegungen werden die Operationsmöglichkeiten oftmals kombiniert angewendet. Dies bedeutet, dass an einem Tag in einem Operationsgang eine ventrale Aufrichtung und eine zusätzliche dorsale Spondylodese möglich sind, wobei die betroffenen PatientInnen während der Operation gedreht werden müssen. Auf *Abb. 5.22* sehen Sie das Röntgenbild mit einem Krümmungswinkel von 112° nach Cobb, welches auf 28° korrigiert werden konnte. In diesem Falle wurde nicht nur die Krümmung begradigt, sondern auch ein kosmetisch recht ansprechendes Endergebnis erreicht.

5.4.4 Zusammenfassung

Zusammenfassend kann gesagt werden, dass die Operation vom vorderen Zugang die kosmetisch schönere und funktionell weniger verlustreiche Operation ist. Die Operation vom hinteren Zugang kann heute garantiert ohne Korsett durchgeführt werden. Allerdings bietet sie ohne zusätzliche Rippenbuckelkorrektur kosmetisch nicht so günstige Resultate.

Das Gesamtrisiko einer Operation bei der idiopathischen Skoliose wird mit etwa 5% angegeben. Das heißt, dass 95% der operierten PatientInnen ohne jegliche Komplikationen meist schon nach 14 Tagen das Krankenhaus verlassen können. Die Komplikationen – bei etwa 5% der Operationen – können aufgeschlüsselt werden in:

- Entzündungen, welche in der Regel durch Antibiotikagabe beherrscht werden können,
- Atmungsbeeinträchtigungen durch Nachblutung, welche in der Regel durch eine entsprechende Saugdrainage behandelt werden können,
- Stab- oder Hakenausriss bzw. Stabbruch, was eine Nachoperation erfordert,
- oder Nervenstörungen (weniger als 1%). In den meisten Fällen bilden sich Lähmungen nach der Operation wieder zurück, nur sehr wenige PatientInnen haben mit einer bleibenden Nervenschädigung zu rechnen.

In den großen operativen Zentren erscheint das Operationsrisiko gering. Von deren Seite wird teilweise angegeben, in den letzten fünf bis sieben Jahren bei Skolioseoperationen keine Nervenschädigungen festgestellt zu haben.

Somit kann die Skolioseoperation bei der Idiopathischen Skoliose als relativ komplikationsarm angesehen werden. Allerdings wird in der internationalen Literatur über operationsbedingte Schmerzzustände berichtet, welche nach mehreren Jahren bis Jahrzehnten auftreten können, sowie über eine nicht unerhebliche Zahl von Patienten, die wegen Spätkomplikationen ein wiederholt operiert werden müssen.

5.5 Rehabilitation nach Skolioseoperation

Die Indikation zu einer stationären Rehabilitation bei Zustand nach Wirbelsäulenoperation ergibt sich einerseits direkt im ersten Jahr nach der Operation zur Schulung von Haltung und Bewegung des durch die Operation eingesteiften Rumpfes und zur Verringerung muskelbedingter Schmerzzustände, wie sie im ersten Jahr nach Operation vorkommen können. Rehabilitationsziel ist in diesen Fällen das Erschließen von neuen Bewegungsmustern, um einerseits die Bewegungsabläufe auch unter Einbeziehung des Rumpfes harmonisch auf den versteiften Wirbelsäulenbezirk abzustimmen, wodurch alleine schon schmerzlindernde Effekte entstehen können. Durch den Muskelaufbau wird die Muskelkraft reaktiviert und es werden zusätzlich die Übergangszonen zwischen Versteifungsstrecke und beweglicher Wirbelsäule stabilisiert, wodurch die Überbelastung der genannten Wirbelsäulenabschnitte verhindert werden soll.

Andererseits können im späteren Erwachsenenalter gerade bei Zustand nach langstreckiger Versteifung Überbeweglichkeiten entstehen. Es gilt hier zunächst einmal, den Übergang zwischen Lendenwirbelsäule und Becken zu stabilisieren, ebenso wie die Wirbelsäulenanteile im Schultergürtel-/Nackenbereich, sofern diese schmerzanfällig sind. Haltungskorrekturen, wie oben bei noch beweglicher Wirbelsäule beschrieben, sind im versteiften Wirbelsäulenabschnitt naturgemäß nicht möglich.

Durch die Unterbeweglichkeit der Brustwirbelsäule kommt es auch zu Bewegungseinschränkungen von Rippen-Wirbel-Gelenken, wodurch häufig die Atemfunktion eingeschränkt wird. Gerade im Erwachsenenalter kann die Förderung der Rippenbeweglichkeit im versteiften Wirbelsäulenbereich einen deutlichen Zuwachs an Atemvolumen ermöglichen und damit unseren PatientInnen zu einem Leistungsschub verhelfen.

In der Skolioserehabilitation operierter PatientInnen wird streng darauf geachtet, bewegungsfördernde Maßnahmen zu unterlassen, um Haken- oder Schraubenlockerungen zu vermeiden.

6 Welche Einschränkungen habe ich zu erwarten?

6.1 Skoliose und Sport

Die generelle Befreiung vom Schulsport von Kindern und Jugendlichen mit Skoliosen ist nicht begründet. Sportliche Aktivitäten können die Leistungsfähigkeit auch von schulpflichtigen Kindern und Jugendlichen mit Skoliose verbessern.

In einer Studie der Universitätsklinik Münster wurden 150 PatientInnen mit einer idiopathischen Skoliose untersucht. 100 dieser PatientInnen mit Skoliose von 10 bis 50 Grad nach Cobb nahmen an allen sportlichen Aktivitäten im Rahmen des Schul- und Freizeitsportes teil. 50 PatientInnen wurden generell vom Sport befreit. Es trat in der Gruppe, welche am Schulsport teilnahm, bei 70–75% der Fälle ebenso wie in der Kontrollgruppe keine weitere Krümmungszunahme auf, obwohl wirbelsäulenstauchende Sportarten nicht ausgeschlossen waren. Die Autoren sprachen sich daher gegen eine generelle Sportbefreiung aus. Ihr Argument, dass die Betroffenen durch die Befreiung vom Schulsport in eine psychologisch ungünstige Außenseiterrolle geraten, ist bedenkenswert.

Die Zeit des Schulsportes kann der Korsetttragezeit angerechnet werden.

6.2 Skoliose und Schwangerschaft

In der Regel wird eine Schwangerschaft die Skoliose nicht negativ beeinflussen. Eine schwedische Untersuchung beweist, dass Patientinnen mit mehreren Schwangerschaften vor dem 23. Lebensjahr verstärkt mit einer Krümmungszunahme zu rechnen haben. Daher gilt die Empfehlung, eine Schwangerschaft vor dem Ende des dritten Lebensjahrzehnts zu vermeiden. Dies betrifft insbesonders Frauen, die mit einem Korsett behandelt worden sind.

Auch eine italienische Studie zeigt keine systematische Krümmungszunahme während der Schwangerschaft. In dieser Studie stellte sich jedoch heraus, dass regelmäßige Krankengymnastik während der Schwangerschaft die Progredienz der Skoliose aufhält. In der Studie waren Frauen, welche keine regelmäßige Krankengymnastik durchführten, nach der dritten Schwangerschaft bei einem Ausgangswinkel von mehr als 50 Grad am meisten von einer Krümmungszunahme betroffen.

Vom geburtshilflichen Standpunkt aus sind keine nachhaltigen Auswirkungen einer Skoliose auf Schwangerschaft oder Geburtsvorgang bekannt. Dies trifft jedoch nicht in allen Fällen auf operierte SkoliosepatientInnen zu. Bei einer langen Versteifungsstrecke bis zum Kreuzbein ist die Reaktionsfähigkeit des Beckenringes möglicherweise herabgesetzt. Vor Planung einer Schwangerschaft sollte dieses Thema sicherheitshalber mit dem ausführenden Skoliose-Operateur und dem Frauenarzt besprochen werden, auch wenn nach unserer Kenntnis bislang keine operationsbedingten Geburtshindernisse aufgetreten sind.

6.3 Skoliose und Osteoporose

Prinzipiell nimmt mit zunehmendem Alter bei allen Menschen die Knochendichte ab. Dieser normale Knochenabbauprozess setzt bei allen Menschen entsprechenden Alters ein. Besonders Frauen sind nach den Wechseljahren früh von Verringerungen des Kalksalzgehaltes betroffen. Demgegenüber steht die Osteoporose, welche mit einer übernormalen Verringerung der Knochensubstanz einhergeht und damit behandlungsbedürftig ist. Erfahrungsgemäß ist die Angst von SkoliosepatientInnen vor der Osteoporose sehr groß. Häufig wird irrtümlicherweise die normale Verringerung der Knochensubstanz mit der krankhaften Osteoporose gleichgesetzt.

Wenn bei einer Frau ohne Skoliose der Rundrücken in den zehn Jahren nach den Wechseljahren stärker zunimmt, ist dies nicht als krankhafter Prozess anzusehen. Genauso ist ein Fortschreiten einer Skoliose in diesem Alter nicht unbedingt als krankhaft zu betrachten.

Es ist ein bekanntes Phänomen, dass sich selbst vorher stabilisierte geringere Verbiegungen in diesem Alter verschlechtern, was jedoch nicht heißt, dass die betroffene Person dadurch auch kränker ist.

Bei der Behandlung des „Knochenmangels" herrscht Einigkeit darüber, dass der Gebrauch des Achsenorganes, also die tägliche Bewegung, maßgeblich den Knochenabbau bremst. Aus diesem Grunde sind Bewegung im Allgemeinen, Krankengymnastik und die krankengymnastische Intensivrehabilitation in diesem Alter zu empfehlen.

Die für die krankhafte Knochenarmut getroffenen diätetischen Empfehlungen sind jedoch umstritten. Einerseits wird empfohlen, die Kalziumaufnahme zu verbessern[1, 2] und mehr Milchprodukte zu sich zu nehmen, um den Kalziumbedarf zu decken. Demgegenüber steht die Erkenntnis, dass eine zu hohe Aufnahme von Eiweiß zu einer erhöhten Kalziumausscheidung führt. Dementsprechend dürften die empfohlenen Lebensmittel, welche ja zu einem hohen Prozentsatz aus Eiweiß bestehen, zu einer stärkeren Kalziumausscheidung führen und möglicherweise am Ende gar nicht helfen.

Einen Hinweis auf diese Problematik gibt eine Studie aus Boston[3], nach der eine Verstärkung der Milch- oder Käseaufnahme in keiner Weise vor dem Auftreten der gefürchteten Knochenbrüche schützt. Es wird gar die Ansicht vertreten, dass Osteoporose durch Milchprodukte ausgelöst werden kann.[4] In jedem Fall müssen Milchprodukte auch deshalb mit Vorsicht angewendet werden, weil sie im

---

[1] Ringe JD (Hrsg.) (1991) Osteoporose. Pathogenese, Diagnostik, Therapiemöglichkeiten. Walter de Gruyter, Berlin, New York

[2] Ziegler R (1990) Was ist gesichert in der Therapie der Osteoporose? Internist 31: 680–688

[3] Freskanich D, Willett WC, Stampfer MJ, Golditz GA (1977) Milk, dietary calcium and bone fractures in women: a 12-year prospective study. In: Am J Public Health 1997 Jun 87 (6): 992–997

Erwachsenenalter Allergien auslösen können.[5] Andererseits ist belegt, dass bestimmte Nahrungsmittel die Aufnahme von Kalzium aus der Nahrung verschlechtern. Es handelt sich hierbei um phosphathaltige Wurstwaren, Schmelzkäse und Cola-Getränke sowie oxalsäurehaltige Gemüsesorten. Es hat sich herausgestellt, dass die bevorzugte Aufnahme von Cola-Getränken schon im Schulkindesalter die Knochenbruchrate erhöht.[6]

Die traditionelle chinesische Medizin (TCM) lehnt sowohl die genannten Getränke als auch Milchprodukte zur Behandlung einer Osteoporose ab. Diese Produkte sollen nach den Prinzipien der chinesischen Medizin die Milz derart unterkühlen, dass Müdigkeit, Konzentrationsstörungen und Verdauungsstörungen die Folge sind.[7]

Möglicherweise wird die so genannte typengerechte Ernährung die individuellen Möglichkeiten der Beratung betroffener PatientInnen verbessern.[8] Im streng wissenschaftlichen Sinne ist diese Typologie jedoch noch nicht belegt. Es existieren allerdings schon langjährige Erfahrungen der Autoren, welche in Zukunft wissenschaftlich kontrollierte Untersuchungen zulassen.

Hinweise darauf, dass SkoliosepatientInnen im Schnitt öfter von einer Osteoporose betroffen sind als andere, gibt es momentan nicht. Deshalb möchte ich auf die Beschreibung der medikamentösen Behandlung der Osteoporose im Rahmen dieses Ratgebers verzichten.

---

[4] Runow KD (1997) Neue diagnostische Möglichkeiten bei multipler Chemikalien-Sensibilität (MCS) und chronischem Erschöpfungssyndrom (CFS): Umweltchemikalien, Zahnmetalle, Nahrungsallergene und Pilze. Vortrag auf dem XII. Internationalen Symposium für Umweltmedizin, Bad Ems, 5. – 7. September 1997.

[5] Pollmer U (1997) Krank durch „gesunde Ernährung“: Gesundheitsrisiken durch Getreide und Milch. Vortrag auf dem XII. Internationalen Symposium für Umweltmedizin. Bad Ems, 5.–7. September 1997

[6] Petridou E, Karpathios T, Somou E, Trichopoulos D (1997) The role of dairy products and non-alcoholic beverages in bone fractures among schoolage children. In: Scand J Soc Med., Jun 25 (2): 119–125

[7] Flaws B, Wolfe HL (1995) Das Yin und das Yang der Ernährung. Das Handbuch der chinesischen Ernährungslehre. 3. Aufl., Scherz Verlag Bern, München, Wien

[8] Hagena Ch, Hagena Ch (1997) Konstitution und Bipolarität: Erfahrungen mit einer neuen Typenlehre. 2. Aufl., Haug, Heidelberg

6.4 Was habe ich im Alter zu erwarten?

6.4.1 Schmerzen

Diese Frage beschäftigt ebenfalls viele PatientInnen mit unterschiedlichen Krümmungsstärken. Einerseits wird immer wieder betont, die Skoliose würde mit zunehmendem Alter auch zunehmend Schmerzen verursachen. Diese Annahme ist falsch. Schmerz und Krümmungswinkel sind nicht voneinander abhängig.
Andererseits besteht ein positiver Zusammenhang zwischen Alter und Schmerzauftreten wie bei Nicht-Skoliotikern auch. Bei schmerzfreien Skoliose-PatientInnen besteht daher keine Operationsindikation zur Vorbeugung zukünftiger Schmerzbeschwerden. Mir sind einige PatientInnen mit mehr als 100 Grad begegnet, welche auch jenseits des 70. Lebensjahres nie Schmerzen hatten, und einige PatientInnen mit eigentlich geringgradigen Krümmungen und kaum zu beinflussenden Schmerzzuständen.

6.4.2 Herz-Kreislauf-Probleme

Ängste bestehen häufig auch bezüglich möglicher Einschränkungen der Herz-Kreislauf-Funktion. Solche Einschränkungen sind möglich. Sie treten in der Regel nur bei Verbiegungen jenseits der 100-Grad-Grenze ein. Bei Krümmungen unter 90 Grad kommt es mit größter Sicherheit nicht zu so schwer wiegenden Einschränkungen der Leistungsfähigkeit. Es gibt bei Krümmungen unter 90 Grad im Herz-Lungen-System zwar Funktionseinschränkungen, die mitunter auch belastend sind, diese sind jedoch mit Erfolg im Rahmen der Rehabilitation behandelbar. Die Prognose bezüglich der Einschränkungen der Leistungsfähigkeit im Erwachsenenalter und auch im Greisenalter ist abhängig vom Ort der Krümmung, von der Art der Skoliose sowie von einigen anderen Faktoren. Sie kann dementsprechend nur im individuellen Arzt-Patienten-Gespräch ermittelt werden.
Auch für Betroffene mit Krümmungen von mehr als 100 Grad müssen die Ängste vor einer verkürzten Lebensspanne abgebaut werden. Die oben angeführten Aussagen gehen auf die Statistiken wissenschaftlicher Untersuchungen zurück. Für den Einzelfall sind sie jedoch nicht immer zutreffend. Es lässt sich allerdings schlussfolgern, dass angesichts der beschriebenen wissenschaftlichen Erkennt-

nisse bei Krümmungswinkeln von mehr als 90 Grad oder bei Gefahr der Entwicklung einer Krümmung von mehr als 90 Grad eine absolute Operationsindikation besteht.
Abschließend muss betont werden, dass Ängste durch das Gespräch mit den behandelnden Ärzten dringend abgebaut werden müssen. PatientInnen mit mittelgradigen Verbiegungen sollten nicht fürchten, im Alter hochgradig eingeschränkt oder rollstuhlgebunden zu sein. Dies kann allein aufgrund einer mittelgradigen Skoliose ohne schwere Begleiterkrankungen nicht erwartet werden.

6.5 Skoliose und Psyche

SkoliosepatientInnen erfahren recht unterschiedliche Beeinträchtigungen. Die einen sind von der Diagnose zutiefst deprimiert. Die anderen gehen auf in der Perpektive, selbst etwas gegen die Wirbelsäulenverbiegung tun zu können. In jedem Fall sind die psychischen Reaktionen recht individuell, wie aus den Patientengeschichten zu ersehen.
Vor allem im Entwicklungsalter kann eine Skoliose durch die kosmetischen Veränderungen psychische Probleme mit sich bringen. Aber auch Erwachsene können, selbst wenn nur mäßige Beschwerden und Verkrümmungen bestehen, durch eine Skoliose seelisch sehr stark beeinträchtigt sein. Statistisch lässt sich keine Verbindung zwischen der Schwere einer Wirbelsäulenverbiegung und der psychosozialen Beeinträchtigung finden. Viele PatientInnen mit minimalen Verkrümmungen leiden unter schweren seelischen Beeinträchtigungen, während andere mit sehr schweren Verbiegungen nur geringgradig betroffen erscheinen.
In einer Untersuchung zum Thema Skoliose und Psyche haben wir herausgefunden, dass unsere PatientInnen im Jugendalter und im jungen Erwachsenenalter im Vergleich zu einer Kontrollgruppe vermehrt depressiv erschienen. Selbstwert und Lebensfreude waren in der Untersuchung hochgradig vermindert. Dabei war bei den männlichen Studienteilnehmern wider Erwarten die Depressionsrate höher als bei den weiblichen. Selbstwert und positive Lebenseinstellung waren hochgradig reduziert, die Problemorientierung deutlich erhöht. Die Frage, ob diese Veränderungen durch die Skoliose ausgelöst werden oder möglicherweise die Entstehung einer Skoliose gar begünstigen, ist noch nicht geklärt.

7 Die unterschiedlichen Behandlungsstrategien

Bislang habe ich einen Überblick über das Thema gegeben. Für einzelne Betroffene sind jedoch gezielte Informationen bezüglich der Behandlungsstrategien für unterschiedliche Krümmungsstärken erforderlich, damit eine Abschätzung der eigenen Prognose möglich wird. Diese sollen mit der nachfolgenden Aufgliederung nach Winkelgraden gegeben werden.

7.1 Die Krümmung beträgt weniger als 10 Grad

Eine Verkrümmung von weniger als 10 Grad *(Abb. 7.1)* fällt kaum auf. Bei PatientInnen mit derart geringen Verbiegungen kann nicht prinzipiell von einem ungünstigen Verlauf ausgegangen werden. Nach der Definition ist eine Verkrümmung von weniger als 10 Grad eigentlich gar keine Skoliose. Deshalb besteht prinzipiell bei solch geringen Verbiegungen kein Grund zur Beunruhigung.
Bei einer Verkrümmung von weniger als 10 Grad vor der Pubertät sind halbjährliche Kontrollen erforderlich. Eine Behandlung ist nicht nötig. Da alle großen Wirbelsäulenverbiegungen jedoch einmal klein angefangen haben, sollte die Routinekontrolle regelmäßig wahrgenommen werden, um diejenigen Fälle zu erfassen, welche behandlungsbedürftig werden.
Bei einer Krümmung von weniger als 10 Grad in der Pubertät sind Kontrollen in viertel- bis halbjährlichen Abständen erforderlich. Zwei Jahre nach Auftreten der

Pubertät ist mit einer Krümmungszunahme bei einer Krümmung von weniger als 10 Grad nicht mehr zu rechnen.

Bei einer Krümmung von weniger als 10 Grad im Erwachsenenalter besteht bis zu den Wechseljahren keine Gefahr einer Krümmungsverschlechterung, auch wenn keine Behandlung erfolgt. Alle Sportarten und Freizeitaktivitäten sind möglich.

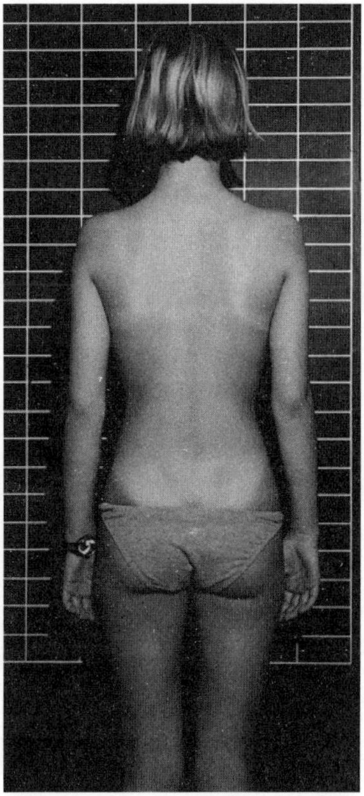

Abb. 7.1
Patientin mit einer Linksausbiegung im Lendenbereich von 10 Grad. Die Taillendreiecke sind noch kaum asymmetrisch, auffällig ist lediglich ein leichter Schulterhochstand rechts, welcher aber in diesem Fall sicherlich nicht mit der Skoliose in Zusammenhang steht.

7.2 Die Krümmung beträgt zwischen 10 und 20 Grad

Bei Kindern vor und während der Pubertät sind solche Verbiegungen genauestens zu beobachten. Natürlich muss nicht in allen Fällen mit einer Verschlechterung gerechnet werden. Kleine Verbiegungen bis 15 Grad richten sich manchmal vor der Pubertät auch spontan auf. Deshalb ist hier eine abwartende Haltung gerechtfertigt. Während der Pubertät ist eine engmaschige Kontrolle erforderlich, um eine Krümmungsverschlechterung frühzeitig feststellen zu können. Zunächst kann bei Krümmungen zwischen 10 Grad und 20 Grad *(Abb. 7.2)* ambulante Krankengymnastik verordnet werden. In der Pubertät sollte sie konsequent durchgeführt werden. Auch bei nur leichter Befundverschlechterung nach einem Wachstumsschub sollte eine stationäre Intensivbehandlung verordnet werden, um eine Korsettbehandlung zu vermeiden oder hinauszuzögern.

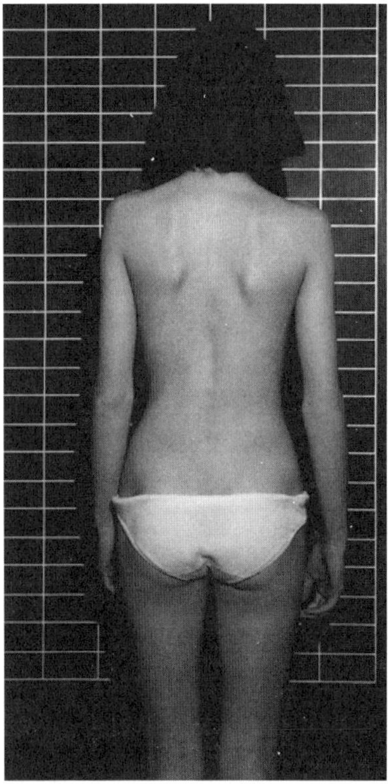

Abb. 7.2
Patientin mit Rechtsausbiegung im Übergangsbereich zwischen Brustwirbelsäule und Lendenwirbelsäule. Die Taillendreiecke sind bereits leicht asymmetrisch, die Hüfte steht links leicht hervor. Zusätzlich besteht ein leichter Schulterschiefstand. Das Krümmungsausmaß beträgt 20 Grad.

Nach dem Auftreten von Regelblutung oder Stimmbruch ist eine Verbiegung unter 20 Grad mit einem nur noch geringen Risiko behaftet, sich weiter zu verschlechtern. Man setzt die ambulante Krankengymnastik fort, jedoch liegt das Hauptaugenmerk auf der ärztlichen Kontrolle. Die Aufgabe dieser ärztlichen Kontrolle ist es, die Fälle herauszufinden, die von der Krümmung her zunehmen.

Im Erwachsenenalter ist eine Krümmung zwischen 10 und 20 Grad bis zu den Wechseljahren ohne nennenswerte Bedeutung. Sie erfordert meist keine Behandlung. Allerdings sollte bei einer geringen Verbiegung im Zusammenhang mit chronischen Schmerzen nach erfolgloser ambulanter Krankengymnastik die stationäre Intensivrehabilitation probiert werden. Nachweislich können Schmerzen dadurch zumindest kurz- und mittelfristig gelindert werden.

7.3 Die Krümmung beträgt zwischen 20 und 30 Grad

Eine Krümmung zwischen 20 und 30 Grad *(Abb. 7.3)* vor Auftreten der körperlichen Reifezeichen, ist ernst zu nehmen. Unbehandelt lässt eine schon mit vier bis sechs Jahren aufgetretene Wirbelsäulenverbiegung nach Abschluss der Pubertät einen Endwinkel von über 100 Grad erwarten. Eine Krümmung über 20 Grad hat eine nur geringe Wahrscheinlichkeit der Spontanverbesserung. Aus diesem Grunde sind vor Auftreten der Reifezeichen die stationäre Rehabilitation und die ambulante krankengymnastische Behandlung in Verbindung mit einer frühen Korsettversorgung notwendig, da man hierdurch im Verlauf der Frühphase die Krümmung deutlich besser aufrichten und somit günstigere Voraussetzungen für die Prognose in der Pubertät schaffen kann. Auch während der Pubertät, d.h. bis ein Jahr nach Auftreten der Regelblutung oder des Stimmbruches, sind für diese Krümmungsstärke die Korsettversorgung, die stationäre Rehabilitation und die ambulante Krankengymnastik erforderlich.

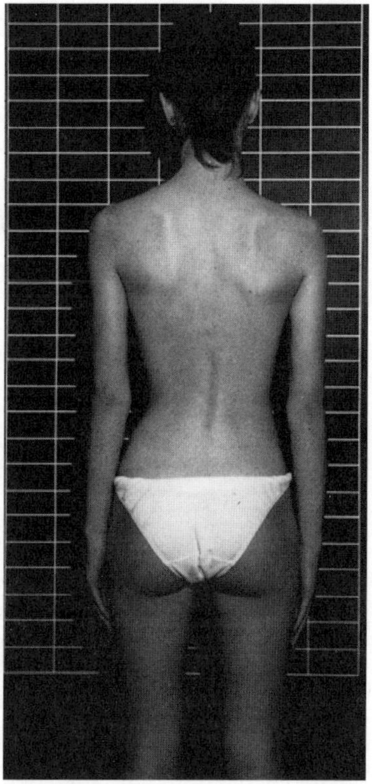

Abb. 7.3
Patientin mit einer Lendenkrümmung von 30 Grad. Die Taillendreiecke sind deutlich asymmetrisch und die Hüfte steht weiter hervor als bei der Patientin auf Abbildung 7.2.

Bei Wirbelsäulenverbiegungen zwischen 20 und 30 Grad nach Abschluss des Wachstums besteht insgesamt eine günstige Prognose. PatientInnen unter 18 Jahren wird weiterhin Krankengymnastik empfohlen. Bei voll ausgewachsenen PatientInnen über 18 Jahren sind Kontrolluntersuchungen nur noch in mehrjährigen Abständen erforderlich. Da Wirbelsäulenverbiegungen unter 30 Grad in der Regel im Erwachsenenalter nicht mehr fortschreiten, ist nach Wachstumsabschluss bei einer Krümmung zwischen 20 und 30 Grad keine Behandlungsnotwendigkeit mehr gegeben. Eine Ausnahme hiervon ist lediglich beim Auftreten von Schmerzen zu machen, welche bei bestehender Wirbelsäulenverbiegung u.U. nicht nur die ambulante, sondern zum Erhalt der Arbeitsfähigkeit auch die stationäre, intensive Skolioserehabilitation erfordern.

7.4 Die Krümmung beträgt zwischen 30 und 50 Grad

Im Alter zwischen sechs und zehn Jahren ist eine solche Verbiegung dringend therapiebedürftig. Es sind die Korsettversorgung, ambulante Krankengymnastik und vor allem die stationäre Intensivrehabilitation durchzuführen. Vierteljährliche Kontrolluntersuchungen beim skoliosespezialisierten Orthopäden sind in diesem Alter besonders wichtig. Bei dieser starken Verbiegung vor der Pubertät muss in vielen Fällen trotz eines gut sitzenden Korsetts in der Pubertät mit einer Krümmungszunahme gerechnet werden. Alle Anstrengungen müssen erfolgen, diese Verbiegung vor Auftreten der Pubertät durch eine engagierte Korsettversorgung und durch die regelmäßige intensive und kompetente Krankengymnastik zu verringern.

Bei Verbiegungen zwischen 30 und 50 Grad *(Abb. 7.4)* nach Auftreten der Pubertät (nach Auftreten von Regelblutung oder Stimmbruch) ist weiterhin eine Korsettversorgung und die wiederholte stationäre Intensivrehabilitation erforderlich, aber auch die ambulante krankengymnastische Behandlung. Ziel ist die Vermeidung einer Wirbelsäulenoperation. Die Korsettversorgung wird in diesen Fällen möglichst *lange* durchgeführt (bis zum 18. oder 19. Lebensjahr), zumal mit der längeren Zeitdauer der Versorgung das Endresultat der Korsettversorgung verbessert wird. Ziel der Korsettbehandlung ist, bei solchen Verbiegungen eine weitere Krümmungszunahme zu verhindern. Dementsprechend wäre auch nach einer Abschulung des Korsetts mit 18 Jahren ein Krümmungswinkel von 40 Grad bei einer Ausgangskrümmung von 40 Grad ein Behandlungserfolg. Dieses Behandlungsergebnis ist aber einerseits abhängig von der Korsettqualität und von der Tragezeit andererseits. Zu empfehlen ist in diesen Fällen auch eine psychologische Begleitung, damit die doch recht lange Behandlung nicht vorzeitig beendet wird. Im Rahmen der stationären Intensivrehabilitation wird die psychologische Begleitung z.B. als sog. „Korsettgruppe" angeboten.

Eine Wirbelsäulenverbiegung zwischen 30 und 50 Grad ist nach Abschluss der körperlichen Reifung auch im Erwachsenenalter *(Abb. 7.5)* krankengymnastisch behandlungsbedürftig. Da Wirbelsäulenverbiegungen über 30 Grad auch nach Wachstumsabschluss fortschreiten können, sind somit regelmäßige Kontrollen in etwa jährlichen Abständen zu empfehlen. Wiederholte stationäre Behandlungen

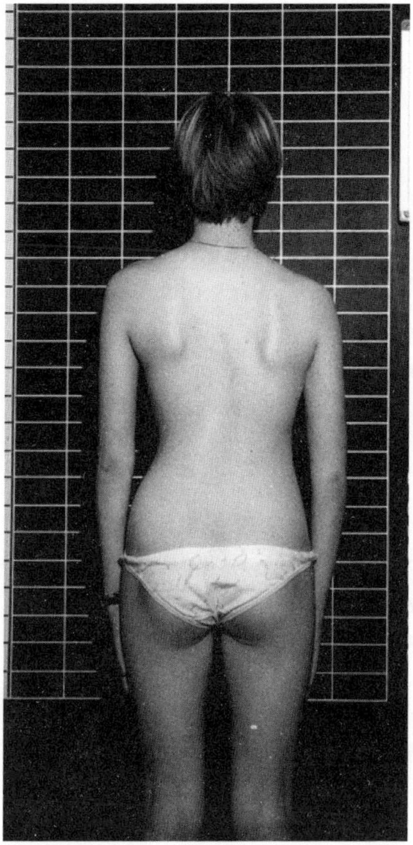

Abb. 7.4
Patientin mit einer Brustkorbverbiegung von 45 Grad nach rechts. Zu erkennen sind die asymmetrischen Taillendreiecke, links der etwas eingefallene Brustkorbbereich als Ausdruck des Rippentals und rechts eine leichte Vorwölbung als Ausdruck des Rippenbuckels. Typischerweise ist die Schulter oberhalb des Rippenbuckels nach vorne verdreht und die Schulter oberhalb des Rippentals nach hinten gedreht und hochgestellt.

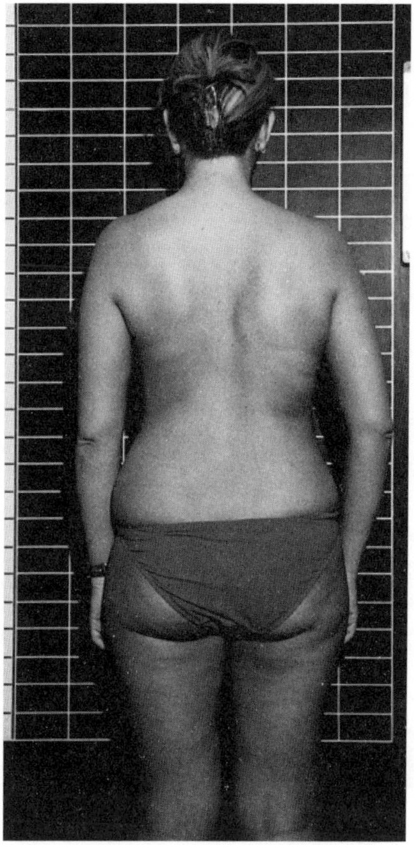

Abb. 7.5
Erwachsene Patientin mit einer Wirbelsäulenverbiegung von 45 Grad. Der rechts gelegene Rippenbuckel ist hier deutlich, ebenso wie die Asymmetrie im Taillenbereich.

sind erforderlich. Sollte sich im Erwachsenenalter bei einer solchen Verbiegung über längere Zeit keine Verschlechterung nachweisen lassen, ist auch einmal eine Behandlungspause mit anschließender Befundkontrolle gerechtfertigt.

7.5 Die Krümmung beträgt mehr als 50 Grad

Wenn schon mit vier bis sechs Jahren eine Wirbelsäulenverbiegung von 50 Grad *(Abb. 7.6)* besteht, ist die Prognose sehr ungünstig. Alle, Patienten, Eltern und auch Therapeuten, müssen sich darauf einstellen, dass eine Operation nicht umgangen werden kann. Das Ziel einer nichtoperativen Behandlung muss jedoch sein, den Operationszeitpunkt so weit wie möglich hinauszuzögern. Hierzu dient die stationäre Intensivrehabilitation, die nachfolgende ambulante Krankengymnastik und die möglichst frühe Korsettversorgung unter Einbeziehung auch der Eltern in den gesamten Schulungsprozess. Das tägliche Üben zu Hause sollte äußerst wichtig genommen werden. Die Abstände der Routinekontrollen dürfen drei Monate nicht überschreiten. Die Effektivität des Korsetts wird zwar bei Krümmungen von mehr als 50 Grad deutlich schlechter, dennoch ist eine solche Behandlung gerechtfertigt, um vor der wirbelsäulenversteifenden Operation noch viel Wachstum, möglichst ohne Krümmungszunahme, zuzulassen.
In der Pubertät sind leider solche früh aufgetretenen Skoliosen – auch bei guter Korsettversorgung – häufig nicht mehr aufzuhalten. Dazu kommt erschwerend, dass Brustkorb-Skoliosen meist einen ausgeprägten Flachrücken aufweisen, sodass bei deutlich eingesteifter Wirbelsäulenverbiegung die Korrekturmöglichkeiten im Korsett begrenzt sind.
Sollte eine solche Verbiegung schon vor Auftreten der körperlichen Reifezeichen rasch zunehmen, ist die Operation dringlich. Priorität hat bei solchen starken Verbiegungen vor Auftreten der Pubertät das Vermeiden einer Krümmung von mehr als 90 Grad, da bei einer solchen Krümmung im Erwachsenenalter mit Einschränkungen der Herz-Lungen-Funktion zu rechnen ist.
Auch nach Auftreten der körperlichen Reifezeichen ist eine Krümmungszunahme bei solch starken Verbiegungen sehr wahrscheinlich, weshalb hier in erster Linie die Operation empfohlen werden sollte. Bei Operationshindernissen (starke Ängstlichkeit, zu geringe Vitalkapazität, Begleiterkrankungen, welche

eine Operation unmöglich machen) sind jedoch die stationäre Intensivrehabilitation und die Korsettversorgung versuchsweise indiziert. Gelingt es, die Krümmung durch diese nichtoperativen Maßnahmen deutlich unter 90 Grad zu halten, so ist im Erwachsenenalter nicht mit lebensverkürzenden Einschränkungen der Herz-Kreislauf-Funktion zu rechnen. Bei Krümmungszunahme muss allerdings zum Wohle des Patienten nach Möglichkeit die Operation erfolgen.

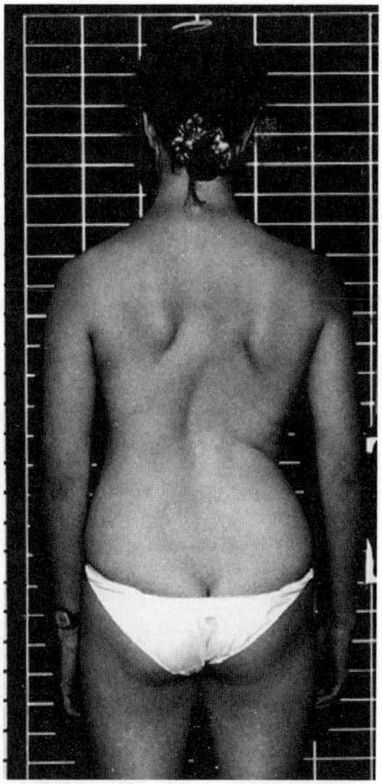

Abb. 7.6
Patientin mit einer Linksseitverbiegung in der Übergangszone zwischen Brustwirbelsäule und Lendenwirbelsäule von 60 Grad und einer Rechtsseitausbiegung im oberen Brustkorbbereich von ebenfalls mehr als 60 Grad. Es treten bei solch starken Krümmungen erhebliche kosmetische Beeinträchtigungen auf.

Zur Wiederholung:
Eine Wirbelsäulenverbiegung von mehr als 50 Grad im Erwachsenenalter ist zunächst nicht mit hochgradigen Einschränkungen verbunden. Es besteht kein Zusammenhang zwischen Krümmung und Schmerz, ebensowenig ist in der Regel bei Wirbelsäulenverbiegungen von weniger als 90 Grad mit ernstzunehmenden Einschränkungen des Herz-Kreislaufsystems zu rechnen. Aus diesem Grunde kann bei ablehnender Haltung der Operation gegenüber auch im Erwachsenenalter mit wiederholter stationärer Intensivrehabilitation und Anwendung eines täglichen Übungsprogramms zu Hause die Leistungsfähigkeit erhalten werden, obwohl natürlich in den Wechseljahren bei solch starken Verbiegungen nochmals mit einer stärkeren Krümmungszunahme gerechnet werden muss *(Abb. 7.7)*.
Bei zunächst ablehnender Haltung der Operation gegenüber muss bei den möglichst jährlichen Routinekontrollen die Operationsindikation angesprochen werden, damit bei Änderung der Einstellung zu einer Operation diese möglichst frühzeitig vorgenommen werden kann.

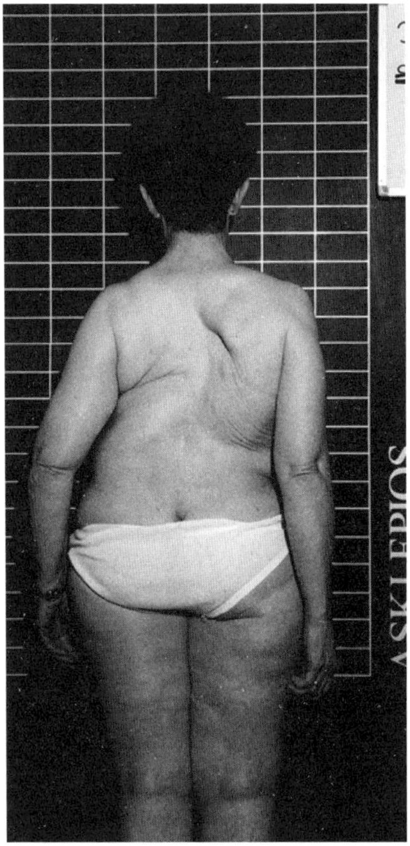

Abb. 7.7
Knapp 60-jährige Patientin mit einer Wirbelsäulenverbiegung im Brustkorbbereich von mehr als 100 Grad. Die kosmetische Beeinträchtigung wird deutlich. Bei diesen Krümmungsstärken ist jedoch meist auch die Herz-Kreislauffunktion eingeschränkt. Rechts ist der Rippenbuckel deutlich zu erkennen, links das eingefallene und durch Falten markierte Rippental.

Besprochen werden muss mit den PatientInnen auch, dass bei einer eventuellen Krümmungszunahme mit Einsteifung der Nebenkrümmung ein aufwändigeres Operationsverfahren angewendet werden muss als bei einer frühzeitigen Operation. Dennoch halte ich das Bedrängen von PatientInnen nach sachgerechter Aufklärung nicht für sinnvoll, zumal ansonsten durch Abwehrverhalten eine notwendige oder sinnvolle Operation möglicherweise noch weiter in die Ferne rückt. Auf alle Fälle sollte eine Operation noch vor Auftreten der Wechseljahre erfolgen, da der Knochen später weniger tragfähig und das Risiko von Hakenausrissen und Stablockerungen verstärkt wird. Außerdem wird nach den Wechseljahren nicht mehr mit wesentlichen Korrekturen durch eine Operation zu rechnen sein. Diese Gesichtspunkte müssen eingehend mit den PatientInnen besprochen werden. Sie müssen nach jeder Routinekontrolle erneut über den zu wählenden weiteren Behandlungsablauf entscheiden können.

8 Schlusswort

Im Mittelpunkt der Betrachtungen dieses Ratgebers steht die Skoliose unbekannter Ursache, die wir idiopathisch nennen. Viele Dinge, die hier beschrieben sind, können auch auf Skoliosen bekannter Ursache übertragen werden. Die Skoliosen bekannter Ursache sind jedoch derart selten, die Ursachen so vielfältig, dass sie in einem solchen Ratgeber nicht systematisch beschrieben werden können. Dementsprechend kann die Beratung in diesen Fällen nur die individuellen Gegebenheiten berücksichtigen. Aus diesem Grunde verbieten sich generelle Aussagen hierzu. Allerdings gilt auch für nichtidiopathische Skoliosen, dass sich in Zeiten vermehrten Knochenwachstums die Krümmungen verschlechtern sowie dass bei Skoliosen von mehr als 90 Grad Herz-Kreislauf-Probleme entstehen können. Angesprochen wurde ebenfalls, dass Skoliosen bei Nerven- und Muskelerkrankungen möglichst frühzeitig, vielleicht gar schon bei 20 Grad nach Cobb operiert werden sollten, um beispielsweise die Sitzfähigkeit im Rollstuhl erhalten zu können. Andererseits muss auch gesagt werden, dass die Operationsrisiken bei Skoliosen bekannter Ursache deutlich größer sein können, als ich sie hier beschrieben habe. Dies wird jedoch der sachverständige Arzt leicht vermitteln können. Auch die Selbsthilfegruppen sind gerne bereit, Behandlungsrichtlinien und Erfahrungen miteinzubringen.

Die idiopathischen Skoliosen (70–90% aller Skoliosen sind idiopathisch) bergen in den wenigsten Fällen größere gesundheitliche Risiken. Es ist zwar so, dass im Erwachsenenalter die Leistungsfähigkeit bei größeren Verbiegungen herabgesetzt

sein kann. Sie ist jedoch durch stationäre Rehabilitationsmaßnahmen in einem geeigneten Zentrum wieder zu verbessern. Eine Krümmungsverschlechterung lässt sich auch bei größeren Krümmungen durch gezieltes Vorgehen bis zu den Wechseljahren meistens aufhalten.
So kann ich hoffentlich mit diesem Buch mein Ziel erreichen, einerseits meinen LeserInnen Behandlungsnotwendigkeiten aufzuzeigen, andererseits die Sachlage entschärft darzustellen, sodass verständliche Ängste beseitigt werden können.
Insgesamt soll dieser Ratgeber auch für KrankengymnastInnen und OrthopädietechnikerInnen eine Unterstützung sein, damit sie bei ihren Behandlungen Ängste ihrer PatientInnen mindern und selbstbewusst ihre wirksamen Behandlungsmaßnahmen vertreten können.

Ein ausgedehntes Literaturverzeichnis ist normalerweise im Rahmen eines Ratgebers nicht üblich. Es ist sicherlich auch nicht notwendig, dass interessierte Laien die Fachliteratur durchlesen. Es kann aber hilfreich sein, wenn Betroffene wissen, dass bestimmte Aussagen durch eine Vielzahl wissenschaftlicher Untersuchungen unterstützt werden. Aus diesem Grunde habe ich im Anhang die diesem Buche zugrunde liegende Literatur aufgelistet und ich hoffe, dass das reichhaltige Literaturverzeichnis dabei hilft, Verunsicherungen zu vermeiden.
Dank sagen möchte ich den vielen PatientInnen, welche mich durch ihre Fragen zu der Erstellung dieses Ratgebers motiviert haben. Vielen herzlichen Dank vor allem auch denjenigen PatientInnen, welche diesen Ratgeber schon im Vorfeld kritisch durchgearbeitet haben und dadurch wertvolle Hilfestellung leisteten. Danken möchte ich auch Herrn Benno Gennies für das Sammeln von Patientengeschichten und Herrn Prof. Dr. Halm für seine kritischen Hinweise sowie für die überlassenen Fotos der operierten Skoliose-PatientInnen. Dem Bundesverband Skoliose-Selbsthilfe gilt mein Dank für die freundliche Aufnahme dieses Ratgebers und dessen bereitwillige Unterstützung.

Anhang I
Gebrauchsanweisung

Skoliosekorrekturorthese vom Chêneau-Typ für Skoliosen im Wachstumsalter

Sonderanfertigung

Liebe ....

Du hast von deinem orthpädie-technischen Fachbetrieb eine für dich individuell hergestellte Skoliosekorrekturorthese erhalten. Bitte lies die vorliegende Gebrauchsanweisung aufmerksam durch, sie enthält viele wichtige Informationen und Sicherheitshinweise.

Für weitere Fragen steht dir unser Team gerne zur Verfügung.

- ▷ Wichtige Informationen zu deiner Orthese
- ▷ Beschreibung der Einzelbestandteile / des Zubehörs
- ▷ medizinisch-therapeutische Aspekte
- ▷ Handhabung / Funktionsweise / Korsettanschulung / Risiken
- ▷ Reinigung, Desinfektion der Orthese
- ▷ Inspektion, Wartung
- ▷ Entsorgung, Umweltschutz

Wichtige Informationen zu deiner Skoliosekorrekturorthese

Einsatz und Einschränkung des Gebrauchs

Deine Skolioseorthese dient zur Korrektur deiner skoliotisch (dreidimensional) veränderten Wirbelsäule. Sie übt an Körperpunkten mit Pelotten Druck aus, dem in die gegenüberliegenden Freiräume ausgewichen werden muss. Zusammen mit deinen physiotherapeutischen Übungen soll dein Korsett die Krümmung der Wirbelsäule aufrichten und die Rumpfstatik verbessern. Tragekomfort und Tragedauer deiner Skoliosekorrekturorthese hängt ganz wesentlich von Stärke, Form und Lage deiner Skoliose, aber auch von deiner Mitarbeit ab. Welches Therapieergebnis du mit deiner Skolioseorthese erreichst, hängt vom individuellen Krankheitsbild und der Gesamtkonstitution ab. Ob begleitende therapeutische Maßnahmen (z.B. Krankengymnastik) deine Leistungsfähigkeit unterstützen kann, besprich bitte mit deinem behandelnden Arzt, ebenso die tägliche Tragezeit.
Deine Skoliosekorrekturorthese soll grundsätzlich zu jeder Zeit beschwerdefrei sitzen. Übermäßiger Druck oder Scheuerstellen können zu Komplikationen führen.

Wende dich bei allen Problemen mit deiner Skoliosekorrekturorthese an deinen orthopädietechnischen Fachbetrieb!

Um Funktion und Sicherheit deiner Skoliosekorrekturorthese zu erhalten, ist sie sorgfältig zu behandeln. Jede Art von Überbelastung oder unsachgemäßer Handhabung kann zu Funktionseinschränkungen oder Materialbrüchen führen: Deine Korrekturorthese ist ausschließlich für das mit deinem Arzt festgelegte Einsatzgebiet konzipiert. Sportliche Aktivität ist durchaus erwünscht, die Auswahl der Sportarten und die diesbezügliche Vorgehensweise mit der Skoliosenorthese sollen jedoch nur nach Rücksprache mit deinem Arzt erfolgen, da deine Skoliosekorrekturorthese nicht für alle Sportarten geeignet ist. Die Benutzung in Süß- und Salzwasser und der Kontakt mit Säuren, Laugen und Lösungsmitteln ist ebenfalls zu vermeiden. Ausnahme: Die Orthese ist als ›wasserfest‹ bezeichnet und ausdrücklich zum Säubern mit Wasser, zum Duschen und Schwimmen freigegeben. Ebenso ist vor der Benutzung der Skoliosenorthese bei hohen Temperaturen, z.B. in der Sauna, abzusehen, da es zu Verbrennungen der Haut durch aufliegende Metallteile kommen kann. Hohe Temperaturen führen zu Passformverlusten an den Kunststoffteilen.

Beschreibung der Einzelbestandteile/des Zubehörs

Eine Skoliosenorthese nach Chêneau besteht aus einem starren Material, das den Rumpf umfasst und vorne zu schließen ist. Das CBW-Korsett (Chêneau-Boston-Wiesbaden), das Boston-Korsett und das Cuxhaven-Korsett werden am Rücken geschlossen. Weiterhin befinden sich je nach Skoliosenart in unterschiedlichen Positionen Druckpelotten, die eine Korrekturkraft in den Körper bringen. Gegenüber diesen Druckpelotten sollten sich Freiräume befinden, in die du ausweichen kannst.

Medizinisch-therapeutische Aspekte

Abhängig von Deiner Gesamtkonstitution und eventuell vorhandenen Begleiterkrankungen können im Einzelfall einige Komplikationen bei deiner Skolioseversorgung auftreten. Suche bei allen Problemen mit deiner Orthese deinen orthopädietechnischen Fachbetrieb auf.
Deine Skoliosekorrekturorthese umfasst den Rumpf zirkulär und richtet durch korrigierende Pelotten in unterschiedlichen Ebenen die verformte Wirbelsäule wieder auf.
Mit jedem Einatmen musst du dich in diese Freiräume bewegen, um die passive Korrektur zu unterstützen.
Um einen optimalen Korrekturerfolg zu erzielen, ist eine regelmäßige Krankengymnastik oder isometrisches Training notwendig. Dein Arzt kann dir weitergehende Hinweise zum Muskeltraining geben.
Deine Skoliosekorrekturorthese ist Teil eines Therapiekonzeptes und kann nur im Rahmen deiner vollen Mitarbeit optimale Wirkung haben. Die Einhaltung der täglichen Tragezeit, die physiotherapeutischen Übungen unter Aufsicht und das tägliche Üben zu Hause sind Bausteine der wissenschaftlich anerkannten

Maßnahmen, die zum Erfolg beitragen. Um diesen Erfolg nicht zu gefährden, sollen alle Sportarten, die die Wirbelsäule übermäßig bewegen oder stauchen, vermieden werden.

Körperpflege und -hygiene

Über das Maß der allgemeinen Körperpflege hinaus besteht die Notwendigkeit, die Haut besonders im Bereich der Pelotten gut zu beobachten. Durch den dauernden Korrekturdruck der Pelotten kann es zu Veränderungen der Hautfarbe (Verdunklung) kommen. Eine dunkelrote, bläuliche Verfärbung oder eine offene Hautstelle ist jedoch nicht akzeptabel. Um deine Haut speziell in solchen Druckzonen abzuhärten, solltest du diese Bereiche mit hautgerbenden Mitteln wie PC 30 (über dein Sanitätshaus zu beziehen) einreiben. Nach dem Duschen oder Baden muss die Haut wieder komplett trocken und nicht aufgeweicht sein, bevor du deine Skolioseorthese wieder anziehst.
Cremes sollten generell vermieden werden, da sie die Haut aufweichen und somit gegen den Druck weniger widerstandsfähig machen.
Benutze keinen Körperpuder, denn Puder reibt die Haut unter den Pelotten auf und trocknet sie zusätzlich aus.
Der direkte Kontakt von Ledermaterialien mit verletzter Haut ist unbedingt zu vermeiden.

Handhabung/Funktionsweise/Korsettanschulung/Risiken

An- und Ausziehen der Skoliosekorrekturorthese

Insbesondere bei einer Neuversorgung muss der Umgang mit der Skolioseorthese erlernt werden. Das An- und Ausziehen muss trainiert werden.
Deine Orthese wird nicht direkt auf der Haut getragen, sondern auf einem engen T-Shirt oder einem Korsetthemd. So wird sich bildende Feuchtigkeit unter dem Korsett besser gebunden bzw. abgeleitet. Achte darauf, dass das Unterhemd *faltenfrei* unter der Orthese anliegt, um unnötige Druckstellen zu vermeiden.
Noch besser geeignet sind spezielle Korsetthemden ohne Naht, die mit Ärmel angeboten werden. Frage im Bedarfsfall deinen Orthopädietechniker.

Da deine Skolioseorthese eventuell mit einer Bauchanlage die Lendenwirbelsäule und das Becken in eine bestimmte Position bringt, ist es ratsam, sie in Rückenlage mit leicht angewinkelten Beinen zu verschließen. In dieser Position ist das einfacher.
Bitte ziehe die Gurte/Verschlüsse jedoch *nicht maximal* zu, da die inneren Organe im Stand mehr Platz benötigen und die Orthese dann zu eng sein wird.
Zum Aufrichten rolle dich auf die Seite und stütze dich mit den Armen bis zum aufrechten Sitz hoch.

Tragedauer

Die für dich angefertigte Skolioseorthese soll, wenn vom Arzt nicht anders verordnet, täglich getragen werden.
Die tägliche Tragezeit richtet sich nach der Gradzahl, der Festigkeit deiner Skoliose und nach der momentanen Wachstumsgeschwindigkeit. Grundsätzlich gilt für Skolioseorthesen, dass sie 23 Stunden (eine Stunde für die Körperpflege) täglich getragen werden.

Korsettanschulung

Wenn nach der Erstanprobe die ersten Veränderungen zur Verbesserung des Tragekomforts durchgeführt worden sind, soll das Korsett so lange wie möglich getragen werden. Die Tragezeit von 23 Stunden täglich sollte so schnell wie möglich erreicht werden.
Tipp: Nach dem Essen kann das Korsett für ca. 20–30 Minuten etwas geöffnet, aber nicht abgelegt werden. Danach wird das Korsett wieder korrekt geschlossen.

Risiken

Die starre Korsettkonstruktion hindert dich an bestimmten Bewegungen. Im Zuge der am Körper angebrachten Korrekturkräfte lässt sich dies allerdings nicht vermeiden. Durch die teilweise Ruhigstellung der Rumpfmuskulatur kann es langfristig zu einer Abschwächung der Muskulatur kommen.
Um dies zu verhindern, sind regelmäßige physiotherapeutische Übungen oder isometrisches Training notwendig.
Deine Skoliosekorrekturorthese wird zwischen Körper und Oberbekleidung getragen. Daher kann es besonders an Kanten der Orthese zu stärkerem Verschleiß

der Kleidung durch Reibung kommen, vermehrte Schweißbildung kann zu Hautreizungen unter der Orthese führen. Suche bitte bei Hautveränderungen deinen Orthopädietechniker oder deinen Arzt auf.
Deine Skolioseorthese ist eine Korsettversorgung, die während des Wachstums verordnet wird und eine stete Korrektur bewirkt. Durch eben diese Korrektur und das normale Längen- und Breitenwachstum des Körpers kann es durchaus vorkommen, dass die Orthese zu klein wird oder die Pelotten nicht mehr an der korrekten Position sitzen. Beobachte Pelottenlage und -druck ebenso wie deine Körpergröße und setze dich mit deinem Orthopädietechniker in Verbindung, sobald eine Änderung/Lockerung auftritt!
Den verwendeten Materialien für deine Skolioseorthese wurde besondere Aufmerksamkeit geschenkt. Sie sind entsprechend auf Hautverträglichkeit geprüft worden. Sollten trotzdem Hautveränderungen auftreten, suche rechtzeitig deinen Arzt auf. Da deine Korsettversorgung aus Kunststoff, eventuell auch Metall und Leder besteht, darf sie keiner offenen Flamme oder starker Hitze ausgesetzt werden. Es besteht Brandgefahr oder Formverlust.
Andere medizinisch bedeutsame Risiken sind äußerst selten. Mir ist ein Fall mit einer tiefen Beinvenenthrombose bekannt, welche mit Marcumar behandelt werden musste. Dies war sicherlich nicht alleine auf den vorderen unteren Korsettrand zurückzuführen, welcher in die Leiste gedrückt hat. Es müssen andere Faktoren hinzukommen (Grunderkrankungen, extreme Austrocknung nach längerer sportlicher Aktivität oder ähnliches), damit unter Korsettversorgung eine Beinvenenthrombose auftreten kann. Allein durch die Korsettversorgung ist eine solche Komplikation nicht zu erwarten.
Neben wachstumsbedingten Krümmungsmusteränderungen, die durch die regelmäßigen vierteljährlichen Routinekontrollen ausgeschlossen werden müssen, gibt es auch seltene korsettbedingte kosmetische Komplikationen. Wie auf *Abb. 8.1* zu erkennen, kann die Brustentwicklung beeinträchtigt werden, wenn bei bestehendem Brustwachstum der Korsettrand unterhalb der Brust nicht spätestens einen Monat nach weiterer Brustentwicklung angepasst wird. Im vorliegenden Falle waren sechs Monate bis zur Wiedervorstellung verstrichen. Es ist also notwendig, dass die betroffenen PatientInnen auch selbstständig auf ihre Brustentwicklung achten und gegebenenfalls die notwendigen Veränderungen vor Ablauf der 3-Monats-Frist bei ihrem Korsettmechaniker durchführen lassen.

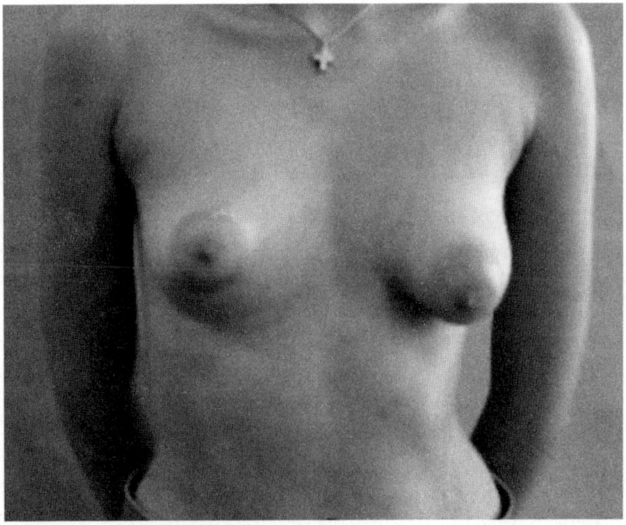

Abb. 8.1
Einseitige Brustdeformierung durch ein ursprünglich gut sitzendes Korsett 6 Monate nach der letzten Kontrolluntersuchung.

Abschließend anzumerken ist, dass solche Komplikationen höchst selten sind. Bei bislang über 5000 abgenommenen oder beurteilten Korsetten habe ich die Komplikation einer Brustdeformität nur dreimal beobachtet! Diese drei Fälle wären vermeidbar gewesen, wenn die betroffenen Patientinnen darauf geachtet hätten und/oder die Routinekontrollen regelmäßig in der vorgesehenen Weise wahrgenommen hätten.

Reinigung, Desinfektion der Orthese

Deine Skolioseorthese bedarf wie andere Kleidungsstücke auch einer regelmäßigen Reinigung, um auch unangenehme Gerüche zu vermeiden. Die Kunststoff- oder Metallteile können mit Wasser und Seife abgewaschen werden. Lederteile reibe von Zeit zu Zeit mit einem feuchten Lappen ab. Waschen trocknet das Leder aus und führt zu Materialbruch.
Eine Desinfektion der Orthese ist im Regelfall nicht notwendig, bei offenen oder nässenden Wunden allerdings von Zeit zu Zeit anzuraten. Hier reicht ein Einsprühen der Kontaktflächen mit 70%iger Isopropanollösung, 3%iger Wasserstoffperoxidlösung oder mit anderen handelsüblichen Desinfektionsmitteln aus. Ein Ausbleichen von farbigen Korsetts, Klettverschlüssen etc. durch die Desinfektion ist möglich. Ebenso wird eine vorhandene Lederpelotte durch Desinfektionsmittel ausgetrocknet.

Inspektion, Wartung

Zur Erhaltung von Passform und Funktion muss deine Skolioseorthese regelmäßig kontrolliert werden. Bitte halte das Wartungsintervall auf jeden Fall ein. Beachte daher die Angaben des Wartungsintervalls.
Wenn die vorgesehenen Wartungsintervalle von dir nicht eingehalten werden, ist die Haftung des orthopädietechnischen Fachbetriebes bei Schadensfällen eingeschränkt und kann ggf. ganz entfallen.
Unsere Haftung erstreckt sich ausschließlich auf das Produkt in der von uns abgegebenen Form. Sie erstreckt sich nur auf Leistungen, die von unserem orthopädietechnischen Fachbetrieb vorgenommen wurden.

Entsorgung, Umweltschutz

Im Sinne unserer Aktivitäten für den Umweltschutz bitten wir dich, deine Skolioseorthese zur Entsorgung im orthopädietechnischen Fachbetrieb abzugeben.

Sonstige Bemerkungen:

____

____

____

Lebensdauer des Korsetts: Sie hängt von deinem individuellen Längen- und Breitenwachstum ab.
Wartungsintervall: Nach Rücksprache mit deinem Arzt, in der Regel drei Monate.

(In Anlehnung an die Vorgaben des Bundesverbandes Orthopädietechnik)

Deine orthopädische Fachwerkstatt:

Anhang II
Der Weg zur Skoliose-Intensiv-Rehabilitation (SIR)

Wenn der Arzt die medizinische Notwendigkeit einer stationären Skoliose-Intensiv-Rehabilitation bestätigt, übernehmen Rentenversicherungen, Krankenkassen oder Beihilfeträger die Behandlungskosten. Kinder und Jugendliche müssen nichts zuzahlen (dies gilt ggf. bis zum vollendeten 27. Lebensjahr).
Bei Kindern zwischen 7 und 10 Jahren wird die nach der Konzeption **therapeutisch notwendige Begleitperson** mit übernommen. Diese muss beim Erlernen der korrigierten Haltung und der Haltungsänderungen und Krümmungskorrekturen zur Verfügung stehen, um die erworbenen Bewegungsvorstellungen und das erlernte Haltungsgefühl bewahren zu helfen. Sie wird deshalb alle individuellen krümmungsspezifischen Übungsinhalte gemeinsam mit dem Kind erlernen und die erforderliche tägliche häusliche Weiterarbeit später unterstützen und überwachen. Ohne Begleitperson ist wegen mangelnder Erfolgsaussicht eine stationäre Intensivrehabilitation bei Kindern unter 12 Jahren meist nicht sinnvoll.

Ganz einfach – die ersten Schritte

Gemeinsam mit Ihrem Arzt reichen Sie einen Antrag auf stationäre Vorsorge oder Rehabilitation (§31 (4) SGB VI; § 23 und/oder § 40 SGB V) beim Kostenträger ein.

Antragsformulare

Jede Ärztin/jeder Arzt können die entsprechenden Antragsformulare bei den Kostenträgern anfordern oder den Antrag frei formulieren.

Möglich ist aber auch, dass der Patient selbst die Antragsformulare zumeist bei den Geschäftsstellen der Krankenkassen oder der Rentenversicherungen besorgt und bereits die persönlichen Angaben einträgt.

Wichtig zu wissen

Auf dem Formular sollte vermerkt sein, dass Sie den Antrag angeregt haben. Welcher Kostenträger zuständig ist, muss Sie nicht vorrangig interessieren, denn ein unzuständiger Kostenträger muss den Antrag nach den Grundsätzen des Sozialrechts an den zuständigen Kostenträger weiterleiten.

Ärztliches Gutachten

Entscheidend für den Erfolg der Antragstellung ist Ihr ärztliches Gutachten!

Regel

Je ausführlicher Stellung genommen wird zur Rehabedürftigkeit, Rehafähigkeit, Ausschöpfung ambulanter Behandlungen am Wohnort und den zu erreichenden Rehazielen, desto höher sind die Anforderungen an die Begründung einer ablehnenden Entscheidung des Kostenträgers.

Beispiel

Medizinische Begründung für ein stationäres Kinderheilverfahren nach § 31 (4) SGB VI bei den Rentenversicherungsträgern

Name, Vorname Geburtsdatum

Diagnosen Funktionseinschränkungen

Bei dem o.g. Patient wurde eine idiopathische Adoleszentenskoliose festgestellt mit einem Krümmungswinkel von 30° nach Cobb im Wachstumsalter.
Es besteht Korsettpflicht.
Bei noch verbliebenem Restwachstum besteht eine ungünstige Prognose wegen der noch zu erwartenden Krümmungszunahme.

Bei der Skoliose handelt es sich um eine chronische Krankheit, bei der die körperliche Funktion der Wirbelsäule von dem für das Lebensalter typischen Zustand abweicht und daher die Teilhabe am Leben in der Gesellschaft beeinträchtigt ist bzw. wird. Insoweit liegt einer Behinderung im Sinne § 2 SGB IX vor, bzw. ist eine solche zu erwarten.

Nach meiner ärztlichen Beurteilung ist aufgrund des vorliegenden Krankheitsbildes eine Skoliose-Intensiv-Rehabilitation (SIR) unter stationären Bedingungen erforderlich, weil hierdurch die von mir festgestellte beeinträchtigte Gesundheit beseitigt oder wesentlich gebessert bzw. wiederhergestellt werden kann und dies die spätere Erwerbstätigkeit positiv beeinflussen wird.

Gleichzeitig soll durch das stationäre Kinderheilverfahren die Wiederherstellung der Leistungsfähigkeit für eine erfolgreiche Reintegration in Schule und Alltag bewirkt werden. Durch die zielgerichtete stationäre intensive Rehabilitationsmaßnahme kann der Eintritt von späterer Erwerbsunfähigkeit abgewendet werden.

Ambulante Maßnahmen sind bei dem vorliegenden Krankheitsbild wegen der mangelnden Behandlungsintensität und der fehlenden Gruppenbindung nicht mehr ausreichend.

Es wird dringend empfohlen, zur Durchführung der SIR die Asklepios Katharina-Schroth-Klinik in Bad Sobernheim auszuwählen, die auf die konservative Behandlung dieser Krankheit spezialisiert ist. In über 90% der Fälle konnte durch eine solche Behandlung eine Operation vermieden werden.

Datum, Unterschrift des Arztes

Frei formuliert!

Weitere Beispiele und Muster für medizinische Begründungen erhalten Sie bei Herrn H. J. Schaar, Tel.: 06751/874-160 (montags bis donnerstags 9.00 bis 17.00 Uhr).

Adressen

Bundesverband Skoliose-Selbsthilfe e.V.
Interessengemeinschaft für Wirbelsäulengeschädigte
Größte deutsche Selbsthilfegruppe mit regionalen Beratungsstellen in allen Bundesländern. Offizielles Organ des Bundesverbandes Skoliose-Selbsthilfe e.V. ist die Zeitschrift „Lichtblick" mit vier Ausgaben pro Jahr.

Geschäftsstelle Mühlweg 12, 74838 Limbach
Tel.: 01 77 / 7 32 33 34, Fax: 0 62 87 / 47 92

Skoliose Selbsthilfe-Kreis
Frau Brigitte Lucas
Hauke-Haien-Weg 21
22149 Hamburg
Tel.: 0 40 / 6 72 44 28
Fax: 0 40 / 67 58 80 27

Skoliose-Kindernetzwerk Hamburg
Sonja Lossmann
Bürgerweide 73b
20535 Hamburg
Tel.: 0 40 / 25 86 28
scoliose-netzwerk@gmx.de
www.skoliose-netzwerk.de

Verein Skoliose-Selbsthilfe (VSS)
Frau Margit Portmann-Käppeli
Binsböschenrain 4
CH-6045 Meggen
Tel.: 0 41 / 3 77 46 77
Fax: 0 41 / 3 77 46 52
www.skoliose-selbsthilfe.ch

The National Scoliosis Foundation (NSF)
5 Cabot Place, Stoughton, MA 02072, USA
Tel.: 800-NSF-MYBACK (800-673-6922) (toll-free)
Fax: 781-341-8333
E-mail: nsf@scoliosis.org

Scoliosis Association UK (SAUK)
Scoliosis Association (UK)
2 Ivebury Court, 323-327 Latimer Road, London, W10 6RA, GB
Tel.: 020 8964 1166 (helpline), 020 8964 5343 (general enquiries)
Fax: 020 8964 5343
E-mail: info@sauk.org.uk

Hotline für PatientInnen, die spezialisierte KrankengymnastInnen suchen:
0 67 51 / 874 174

Hotline für PatientInnen, welche einen Orthopadietechniker aus dem deutschen Qualitätszirkel zur Herstellung von Chêneau-Orthesen suchen: 0 67 51 / 874 151.

Weitere für Skoliosepatienten interessante Homepages:
http://www.skoliose.com
http://flatbacksyndrom.tripod.com/Feedback.html
http://www.users.nac.net/mina/flatback.html
http://users.nac.net/mina/scoliosis.html
http://www.ai.mit.edu/extra/scoliosis/scoliosis.html
http://www.microconn.com/scoliosis/

Literatur

Weiterführende Literatur

1 Lehnert-Schroth, Ch (2000) Dreidimensionale Skoliosebehandlung, 6. Aufl. Urban und Fischer, Stuttgart.
2 Weiß HR, Rigo M (2001) Befundgerechte Physiotherapie bei Skoliose, Pflaum Verlag, München.
3 Weiß HR (2003) Wirbelsäulendeformitäten – Konservatives Management, Pflaum Verlag, München.

Literatur, die dem Buch zugrunde liegt

Appelgren G, Willner S (1990) End Vertebra Angle – A Roentgenographic Method to Describe a Scoliosis. A Follow-up Study of Idiopathic Scoliosis Treated with the Boston Brace. Spine 15:71–74

Berman AT, Cohen DL, Schwentker EP (1982) The effects of pregnancy on idiopathic scoliosis: A preliminary report on eight cases and review of literature. Spine 7:76

Blount WP, Mellencamp DD (1980) The effect of pregnancy on idiopathic scoliosis. J Bone Joint Surg Am 62:1083

Bös K, Wydra G, Karisch G (1992) Gesundheitsförderung durch Bewegung, Spiel und Sport. Perimed-Fachbuch-Verlag.-Ges., Erlangen

Brooks HL, Azen SP, Gerberg EI et al. (1975): Scoliosis: a prospective epidemiological study. J Bone Joint Surg Am 57:968

Bundesverband der Ärzte für Orthopädie e.V. (BVO): Osteoporose – Ein Leitfaden für Patienten. Bezugsadresse: Am Lindenbaum 6–8, 60433 Frankfurt/M.

Bunnell WP (1986) A study of the natural history of idiopathic scoliosis before sceletal maturity. Spine 11:773

Collis FP, Ponseti (1969) Long-term follow-up of patients with idiopathic scoliosis not treated surgically. J Bone Joint Surg 51-A:425–445

Danielsson AJ, Wiklund I, Pehrsson K, Nachemson AL (2001) Health-related quality of life in patients with adolescent idiopathic scoliosis: a matched follow-up at least 20 years after treatment with brace or surgery. Eur Spine J 10:278–288

Danielsson AJ, Nachemson AL (2001) Radiologic Findings and Curve Progression 22 Years After Treatment for Adolescent Idiopathic Scoliosis. Spine 26 (5):516–552

Ferraro C, Masiero S, Venturin A, Pigatto M, Migliorino N (1998) Effect of exercise therapy on mild idiopathic scoliosis. Preliminary results. Europa Medicophysica, Vol, 34, No. 1:25–31

Feskanich D, Willett WC, Stampfer MJ, Colditz, GA (1997): Milk, dietary calcium, and bone fractures in women: a 12-year prospective study. In: Am J Public Health 1997 Jun 87(6):992–997

Flaws B; Wolfe HL (1995): Das Yin und das Yang der Ernährung. Das Handbuch der chinesischen Ernährungslehre. 3. Aufl., Scherz Verlag Bern, München, Wien

Freidel K, Petermann F, Reichel D (1999) Stationäre Intensivrehabilitation bei Skoliose. Medizinischer und psychosozialer Outcome. VZR, BremenEger T, Cordes U (1992) Skoliose – Indikation für ein Sportverbot? Orthop Praxis 28: 84–86

Güth V, Abbink S, Götze HG (1978) Ganguntersuchungen an Patienten mit idiopathischen Skoliosen und der Einfluß des Milwaukee-Korsetts auf das Gangbild. Z. Orthop 116:631–640

Güth V, Abbink S, Götze HG et al. (1976) Kinesiologische und elektromyographische Untersuchungen über die Wirkung des Milwaukee-Korsetts. Z Orthop 114:480–486

Hagena Ch, Hagena Ch (1997) Konstitution und Bipolarität: Erfahrungen mit einer neuen Typenlehre. 2. Aufl., Haug, Heidelberg

Howell FR, Mahood JK, Dickson RA (1992) Growth Beyond Skeletal Maturity. Spine 17:437–440

Klisic P, Nikolic Z, Filipovic M u.a. (1991) Krankengymnastik in der Behandlung der leichten Skoliose. In: HR Weiss (Hrsg): Wirbelsäulendeformitäten, Springer, Band 1, 1–5

Lonstein JE, Carlson JM (1984) The prediction of curve progression in untreated idiopathic scoliosis during growth. J Bone Joint Surg 66 A:1061–1071

Mollon G, Rodot JC (1986) Scolioses structurales mineures et kinesithérapie. Etude statistique comparative des résultats. Kinésithér. Scient 233:47–56

Nachemson AL (1968) A long-term follow-up study of non-treated scoliosis. Acta Orthop Scand 39: 446

Nachemson AL, Peterson LE (1993) Scoliosis Research Society Brace Study Report, Part I: Effectiveness of Brace Treatment in Moderate Adolescent Idiopathic Scoliosis. Proceedings of the Scoliosis Research Society Meeting, 19–23 September, Dublin

Nachemson AL (1993) Bracing and Harrington Rod Fusion for Adolescent Idiopathic Scoliosis, are they Outmoded Treatment Methods? Guest Lecture anlässlich des Ninth International Phillip Zorab Scoliosis Symposiums, 16–17 September 1993, Cambridge

Nachemson AL (1993) Psychosocial Factors in Scoliosis. Guest Lecture anlässlich des Ninth International Phillip Zorab Scoliosis Symposiums, 16–17 September 1993, Cambridge

Pauschert R, Niethard F (1994) Ergebnisse der krankengymnastischen Behandlung auf neurophysiologischer Grundlage bei idiopathischer Skoliose: Eine prospektive Analyse. In: HR Weiss (Hrsg): Wirbelsäulendeformitäten. Bd.3, Springer 47–51

Pehrsson K, Larsson S, Oden A et al. (1992) Long-Term Follow-up of Patients with Untreated Scoliosis. A Study of Mortality, Causes of Death, and Symptoms. Spine 17:1091–1096

Perdriolle R (1992) Natürlicher Verlauf und Prognose der thorakalen und thorakolumbalen idiopathischen Skoliose. In: Weiss HR (Hrsg): Wirbelsäulendeformitäten Bd. 2, Fischer, Stuttgart, Jena, New York, pp 83–84

Petridou E, Karpathios T, Dessypris N, Simou E, Trichopoulos D (1997) The role of dairy products and nonalcoholic beverages in bone fractures among schoolage children. In: Scand J Soc Med., Jun 25(2):119–125

Pivetta S (1996) Pregnancy and Scoliosis. In: Scoliosis, State of the art. Book of Abstracts, Barcelona 28–30 November

Pollmer U (1997) Krank durch „gesunde Ernährung“: Gesundheitsrisiken durch Getreide und Milch. Vortrag auf dem XII. Internationalem Symposium für Umweltmedizin. Bad Ems, 5.–7. September 1997

Rigo M, Quera-Salva N, Puigdevall N (1991) Effect of the exclusive employment of physiotherapy in patients with idiopathic scoliosis. Retrospective study. In: Proceedings of the 11th International Congress of the World Confederation For Physical Therapy. London, 28 July – 2 August: 1319–1321

Rigo M (1999) 3D Correction of Trunk Deformity in Patients with Idiopathic Scoliosis Using Chêneau Brace. In: Stokes, IAF (ed) Research into Spinal Deformities 2, Amsterdam, IOS Press, pp 362–365

Rigo M, Reiter CH, Weiss HR (2003). Effect of conservative management on the prevalence of surgery in patients with adolescent idiopathic scoliosis. Pediatric Rehabilitation. Im Druck

Rigo M, Weiß HR (2003) Korsettversorgungsstrategien in der Skoliosebehandlung; in: Weiß HR (Hg.) Wirbelsäulendeformitäten – konservatives Management. Pflaum Verlag, München

Ringe JD (Hrg) (1991) Osteoporose. Pathogenese, Diagnostik, Therapiemöglichkeiten. Walter de Gruyter, Berlin, New York

Rowe DE et al. (1997) A meta-analysis of the efficacy of non-operative treatment for idiopathic scoliosis. J Bone Joint Surg 79-A, 664–674

Runow KD (1997) Neue diagnostische Möglichkeiten bei Multipler Chemikalien Sensibilität (MCS) und Chronischem Erschöpfungssyndrom (CFS): Umweltchemikalien, Zahnmetalle, Nahrungsallergene und Pilze. Vortrag auf dem XII. Internationalem Symposium für Umweltmedizin, Bad Ems, 5.–7. September 1997

Temelie B (1995) Ernährung nach den 5 Elementen, Joy Verlag

Weinstein SL (1985) Adolescent idiopathic scoliosis: prevalence, natural history, treatment indications. University of Iowa Printing Service, Iowa

Weiß HR (1993) Scoliosis-Related Pain in Adults – Treatment Influences. European Journal of Physical Medicine and Rehabilitation Vol 3, No 3

Weiß HR, El Obeidi N (1994) Die Wiederholbarkeit der Bestimmung der Winkelgrade nach Cobb. Vortrag auf dem 4. Skoliose-Workshop, April 1994, Sobernheim

Weiß HR, Cherdron J (1991) Ergebnisse einer Befragung von Skoliosepatienten nach der Beschwerdeliste von v. Zerssen. Krankengymnastik 43:358–360

Weiß HR, Cherdron J (1992) Befindlichkeitsänderungen bei Skoliosepatienten in der stationären krankengymnastischen Rehabilitation. Orthop Prax 28:87–90

Weiß HR, Cherdron J (1994) Einflüsse des SCHROTH'schen Rehabilitationsprogramms auf Selbstkonzepte von Skoliosepatienten. Die Rehabilitation 33:31–33

Weiß HR (1991) Elektromyographsiche Untersuchungen zur skolisosespezifischen Haltungsschulung. Z Krankengymnastik 43:1–6

Weiß HR, Minnick P (1991) The restrictive ventilation disorders of scoliosis patients under the influence of a physiotherapy rehabilitation program. Vortrag auf dem 11. Internationalen Kongress der „World Confederation for Physical Therapy“, London, 28 July – 2 August 1991

Weiß, HR (1991) The Effect of an Exercise Program on Vital Capacity and Rib Mobility in Patients with Idiopathic Scoliosis. Spine 16:88–93

Weiß HR (1994) Zur Anschulung von Orthesen in der Skoliosebehandlung. Orthopädie Technik 11

Weiß HR (1995) Möglichkeiten zur Beeinflussung der Sagittalkonfiguration bei idiopathischer Skoliose durch Krankengymnastik. Orthop Praxis 31:380–382

Weiß HR (1995) Zur Wertigkeit der muskulären Dysbalance in der Behandlung der idiopathischen Skoliose. Orthop Praxis 31:383–387

Weiß HR, El Obeidi N, Botens-Helmus CH (2003) Qualitätskontrolle korrigierender Rumpforthesen in der Skoliosebehandlung, MOT

Weiß HR, El Obeidi N, Lohschmidt K, Thomas U (1996) Die stationäre Skoliosereha-bilitation – eine „Worst-case"-Analyse. Orthop Praxis 32:96–100

Weiß HR, Bickert W (1996) Veränderungen elektrokardiographisch objektivierbarer Gesichtspunkte der Rechtsherzbelastung erwachsener Skoliosepatienten durch das stationäre Rehabilitationsprogramm nach SCHROTH. Orthop Praxis 32:450–453

Weiß HR (1996) Skoliosebehandlung mit dem „Überkorrekturkorsett" – Bedeutung des primären Korrektureffekts für das Endresultat. KG 48:199–211

Weiß HR, Lohschmidt K, El-Obeidi N, Verres Ch (1997) Preliminary results and worstcase analysis of in-patient scoliosis rehabilitation. Pediatric Rehabilitation, 1: 35–40

Weiß HR, Verres Ch, Neumann A (1998) Skoliose und Psyche – Eine Studie bei Jugendlichen und jungen Erwachsenen. Orthop. Praxis 34: 367–372

Weiß HR, Verres Ch, Lohschmidt K, El Obeidi N (1998) Qualitätssicherung in der stationären Skolioserehabilitation durch vergleichenden Einsatz der automatisierten Oberflächenvermessung. Orthop Praxis 34: 450–455

Weiß HR (1998) Die aktuelle krankengymnastische Behandlung der Skoliose. Orthop Praxis 34:590–597

Weiß HR, Verres Ch, Lohschmidt K, El Obeidi N (1998) Schmerz und Skoliose – besteht ein Zusammenhang? Orthop Praxis 34: 602–606

Weiß HR (1999) Stationäre Rehabilitation bei orthopädischen Erkrankungen. In: F. Petermann und P. Warschburger: Kinderrehabilitation. Hogrefe: 223–232

Weiß HR, Weiß G, Schaar HJ (2003) Incedence of surgery in conservatively treated patients with scoliosis. pediatr. Rehabil, 6: 111–118

Weiß HR (1995) Standard der Orthesenversorgung in der Skoliosebehandlung. Med Ortho Tech 115: 323–330

Werle J (Hrg.) (1995) Osteoporose und Bewegung. Springer, Berlin

Wicharz J (1991) Besser leben trotz Osteoporose. Echo-Verlag, Köln

Ziegler R (1990) Was ist gesichert in der Therapie der Osteoporose? Internist 31: 680–688

ANZEIGE

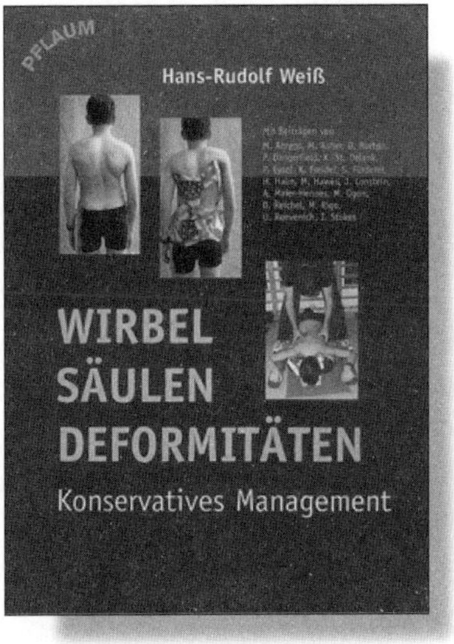

Ein Standardwerk für alle, die sich umfassend über Wirbelsäulendeformitäten informieren möchten

Hans-Rudolf Weiß
Wirbelsäulendeformitäten – konservatives Management
361 Seiten mit 331 Abbildungen, gebunden
ISBN 3-7905-0897-7

Die große Mehrzahl der Patienten mit Wirbelsäulendeformitäten wird heute konservativ behandelt, nur weniger als 10% der Betroffenen benötigen eine Operation. Dennoch überwiegt im wissenschaftlichen Bereich bisher die Literatur zur operativen Behandlung von Wirbelsäulendeformitäten. Dieses Buch schließt die Lücke in der Fachliteratur und stellt den aktuellen Kenntnisstand auf diesem komplexen Gebiet ausführlich und praxisbezogen dar. Hans-Rudolf Weiß liefert zusammen mit international renommierten Kollegen einen Überblick über Pathologie und konservative Behandlung (ambulante Physiotherapie, stationäre Intensivrehabilitation und Korsettversorgung) der verschiedenen Formen von Wirbelsäulendeformitäten. Erstmals wird in einem Lehrbuch über Wirbelsäulendeformitäten auch auf die psychischen Aspekte, auf die Krankheitsbewältigung sowie auf die emotionalen Auswirkungen der beschriebenen Therapieformen eingangen. Das vorliegende Buch ist ein Standardwerk für alle Berufsgruppen, die in der Therapie von Wirbelsäulendeformitäten zusammenarbeiten: Orthopäden, Physiotherapeuten, Fachärzte für Physikalische Medizin und Rehabilitation und Orthopädiemechaniker.

Richard Pflaum Verlag GmbH & Co. KG
Lazarettstr. 4, 80636 München,Tel. 089/12607-0, Fax 089/12607-333
http://www.pflaum.de, e-mail: kundenservice@pflaum.de

ANZEIGE

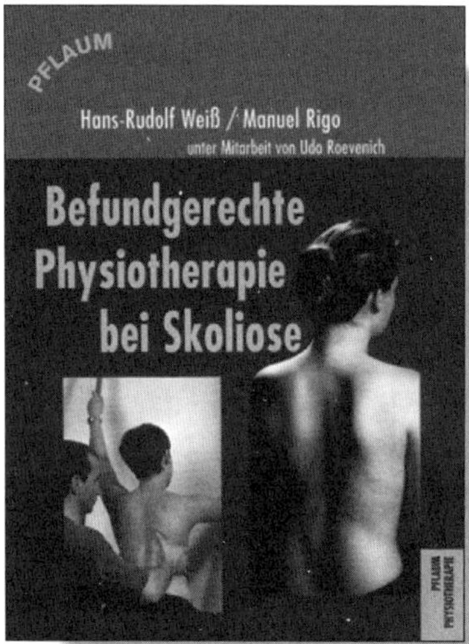

Umfassend und auf dem neuesten Stand – das Buch zur Skoliosetherapie

Hans Rudolf Weiß / Manuel Rigo
Befundgerechte Physiotherapie bei Skoliose
264 Seiten mit 169 Abbildungen und zahlreichen Tabellen, kartoniert,
ISBN 3-7905-0837-3

Dieses Buch stellt die konservative Behandlung, d.h. die Physiotherapie und die Korsettversorgung, von Skoliose-Patienten eingehend und praxisorientiert dar. Die Autoren behandeln dabei das gesamte Spektrum der stationären und ambulanten Skoliosetherapie.

Die Behandlungsbeispiele basieren auf dem differenzierten Befund der Krümmungsmuster. Der Behandlungsansatz folgt – wenn auch in erweiterter Form – den Grundgedanken der Skoliosetherapie von Katharina Schroth, der Pionierin auf diesem Gebiet.

Eine Vielzahl von Abbildungen hilft den Therapeuten, Behandlungsschritte, Dosierung und weitergehende Betreuung ihrer Patienten individuell zu gestalten. Ein Hausaufgabenprogramm mit gezielten Übungen und Anleitungen zu krümmungshemmenden Entspannungshaltungen in Alltagssituationen unterstützt die Therapeuten auch dabei, Hilfe zur Selbsthilfe zu geben.

Richard Pflaum Verlag GmbH & Co. KG
Lazarettstr. 4, 80636 München,Tel. 089/12607-0, Fax 089/12607-333
http://www.pflaum.de, e-mail: kundenservice@pflaum.de

ANZEIGE

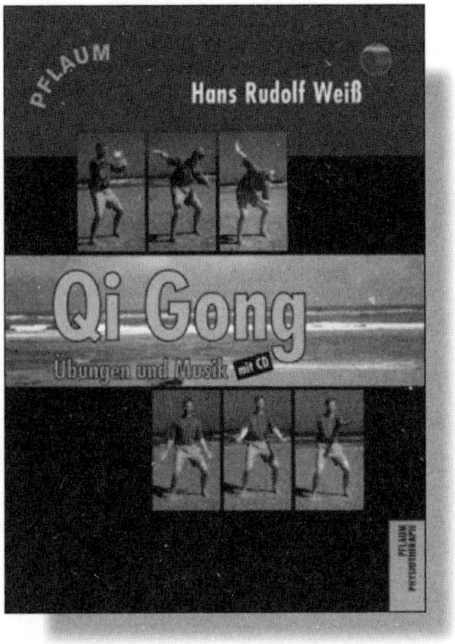

Ein hilfreicher Ratgeber für alle, die für ihre Gesundheit selbst etwas tun wollen.

Hans Rudolf Weiß
Qi Gong Übungen und Musik
122 Seiten mit 70 Abbildungen,
kartoniert,
ISBN 3-7905-0791-1

Das aus der taoistischen Kultur übernommene Qi Gong ist auch im Westen inzwischen anerkannt und weit verbreitet. Der durch chinesische Meister ausgebildete Arzt und Physiotherapeut Hans Rudolf Weiß bietet mit seinem Buch Therapeuten eine solide Einstiegsmöglichkeit in diesen Bereich. Nach einer leicht verständlichen Einführung in den geistesgeschichtlichen Hintergrund des Taoismus zeigt der Autor eine Reihe von Übungsprogrammen verschiedener Schwierigkeitsgrade.

Hervorragende Fotos ermöglichen auch dem Anfänger das selbstständige Üben zuhause. Da die hier vorgestellten Übungen auf europäischem Boden noch kaum bekannt sind, bereichert es auch das Programm bereits Qi-Gong-Erfahrener.

Ein informatives Kapitel über Akupunktur erweitert den Blick des Lesers auf die Traditionelle Chinesische Medizin. Eine systematische Darstellung der Qi-Gong-Musiktherapie rundet diese Einführung ab, die dem Buch beiliegende CD mit Qi-Gong-Musik unterstützt die Effektivität der Übungen.

Richard Pflaum Verlag GmbH & Co. KG
Lazarettstr. 4, 80636 München,Tel. 089/12607-0, Fax 089/12607-333
http://www.pflaum.de, e-mail: kundenservice@pflaum.de